押さえておきたい

臨床統計の勘所

入門から実践的アプローチまで

折笠秀樹 著

ライフサイエンス出版

まえがき

　2021 年 3 月 31 日に富山大学を定年退職し，最後の著書と思って書き始めたものです。臨床研究を念頭に置いた，統計学の読み物のつもりです。医療系で統計学を学ぶ学部生や大学院生，健康関連企業で統計学に興味のある方々，臨床研究に携わっている研究者，そして臨床統計学の基礎を学ぼうとしている一般の方，そうした方々に読んでいただければと思います。特段の基礎知識がなくても読めると思います。また，いろいろなレベルの方が読みやすいよう，3 段階（初級，中級，上級）にレベル分けしました。1 ページ目から読むのではなく，たとえば初級だけを選んで読むこともできます。

　出版に際し，ライフサイエンス出版の須永社長，米川さんに御礼申し上げます。このような著書の出版を快く引き受けてくださり，また読みやすいかたちにおまとめいただきました。さらに，特に健康面でいろいろと支えてくれた家族（奈緒美，彩乃）にも感謝したいと思います。

　定年後，暇になりましたが，書くことへの熱望はより強くなった気がします。書くことで生きていることを実感しています。「薬理と治療」誌へコラムを毎月執筆させていただいておりますが，頭の老化を防ぐ意味でもこれは続けていくつもりです。本書の一部は過去のコラムから転載しました。

　2021 年 11 月 1 日から，統計数理研究所へ再就職させていただくことになりました。これもひとえに周りの方々のお陰だと感じています。特に，東京理科大学の先輩である岩崎学先生には感謝の限りです。2022 年 4 月 1 日からは，滋賀大学でもお世話になることとなりました。米国だと自己アピールしないと始まりませんが，日本では周りから気にかけ

ていただけるので，これは素晴らしい文化だと思います。これからも自己顕示ではなく，周りと協調しながら生きていくつもりです。ただ，協調と同調とは違います。自分の考えははっきり述べるつもりです。

2022 年 7 月

山と海に囲まれた富山から

折笠秀樹

統計数理研究所・滋賀大学特任教授

目　次

第Ⅰ章　計画法

第II章 記述統計

推測統計

基本的な統計手法

その他の統計手法

デザイン　株式会社メルシング　岸 博久

第Ⅰ章 計画法

PICOS 初級

　　仕事はすぐ取り掛かるのではなく，まずは総合的なプランを立ててから始めることでしょう。大きな仕事ほど綿密に計画します。臨床研究も然りです。臨床研究も壮大なものでは予算1億円以上の研究があります。このような1億円プロジェクトによく考えず取りかかるのは無謀です。研究の全体像を描く事前準備のことを，研究計画法やデザイニングと呼びます。

　　全体像をまず，PICOS あるいは PECOS に書き下します（Box 1）。最初に，参加者（P）の適格基準を明示します。何を試すのかは介入（I）です。観察研究では曝露（E）に代わります。

　　介入や曝露と比較される群のことを，対照（コントロール）と言います。比較対照群のことで，Comparator（C）と呼ぶこともあります。非介入（非曝露）が対照群のこともあります。薬剤や食品の場合，それを与えない対照のことです。与えるけれども，中身の入っていないものを与えることもあります。それをプラセボ（Placebo）と言います。「あなたを喜ばせます（I shall please)」が語源であるように，暗示や思い込みで効くかもしれないのです。もちろん，対照のない研究もあるでしょう。

　　最後は結果指標（O）です。アウトカムや評価項目と呼ぶこともあります。どんな指標に関して比較するのかを明示します。

　　近親婚と精神疾患の関係を見るような研究の場合，参加者（P）は結婚した者，曝露（E）は近親婚で，対照は非近親婚，結果が子供の精神

Box 1　PICOS と PECOS

疾患になります（Box 1）。「近親婚で生まれてくる子供に精神疾患が多い」が作業仮説です。介入研究では原因は介入（I）ですが，観察研究では原因は曝露（E）です。

　次に，サッカリンと癌の関係を見ましょう。危険かもしれないサッカリンを介入させることはできないので，どうしても観察研究になります。サッカリン摂取が曝露です。暴露という漢字もありますが，これは「ばらす」という意味です。曝露のほうは「さらす」という意味です。つまりサッカリンに曝されるということです。対照（C）はサッカリン非曝露でしょう。結果（O）は癌の発症です。

　最後は，研究デザイン（Study design）です。頭文字 S で示されます。PICO が定まったら，どのようにデータを収集するか，それが研究デザインです。I か E かの見極めで介入研究か観察研究かは定まりますが，もう少し突っ込んで考えます。

適格基準 　初級

　PICOS の「P」について，もう少し詳しく説明します。

　これは研究対象のことですが，被験者の適格基準を設けます（Box 2）。

選択基準
　効くと思われる集団を選択
　適応/効能効果（Indication），景品表示（Labeling）と符合する。

除外基準
　安全に実施できないと思われる集団を除外
　癌患者を除外したり，不安定な患者を除外したりする。

　選択基準＋除外基準＝適格基準（Eligibility criteria）

健康食品の場合
　健康人であることが前提
　病者が混ざっていると，除外した解析を求められることもある。
　軽症患者を含めてもよい領域はある。

Box 2　適格基準

　選択基準と除外基準に分けることが多いようです。選択基準には作業仮説が当てはまると思われるターゲット集団を書きます。安全に実施するため，妊婦や高齢者など除外する基準も記します。健康食品の場合，病気の者を適格基準に含めないことが大切です。見た目は健康だが，健康に不安を持つ人が対象になります。血圧高めなど，高血圧でも軽度であれば問題はないと言われています。

エンドポイント　初級

　臨床試験の結果指標をアウトカム（Outcome），あるいはエンドポイント（Endpoint）と言います。結果指標，もともとは死亡を指していました。死亡は人生の終了点なので，エンドポイントと呼んでいたようです。その後，死亡以外にも使われるようになりました。「End」には目標という意味もあるので，目標点ととらえればよいでしょう（Box 3）。
　臨床試験では多くの観察測定項目を収集しますが，そのなかでも有効性や健康効果のエンドポイントは何かを明示しなければなりません。評価項目や評価指標と言ってもよいでしょう。安全性のエンドポイントを

Box 3　評価項目（アウトカム）

区別して定義することもあります。エンドポイントは研究の肝なので，その信ぴょう性を十分に担保しておくことが大切です。標準化や妥当性検証が必要な場合もあります。

　また，臨床エンドポイントと代替エンドポイントに分けることがあります（Box 3）。高血圧なら脳卒中は臨床エンドポイント，血圧値は代替エンドポイントと言えます。バイオマーカーは作用機序そのものなので，それをエンドポイントにするのは初期のフェーズに限られます。血中濃度の推移から導出される AUC や C_{max} なども，第Ⅰ相試験にほぼ限られると思います。

　順序による分け方もあります。主要（Primary）と副次（Secondary）です。主要は原則1つです。2つ以上設けると多重検定にあたるため，何かしらの多重性補正が必要となります。有効性と安全性は異質なので，

```
エンドポイントの分類
    死亡（Mortality）
            →総死亡（Total mortality），心臓死（Cardiovascular mortality）など
    疾患の悪化・再発・合併症・入院（Morbidity）
            →基準・定義が必要
    検査値（Test/ Biomarker）
            →標準化・集中測定が必要
    自覚症状・他覚所見（Symptom/Sign）
            →主観指標ではバリデーション（検証）が必須
    生活の質（QOL）
            →次元（領域）の妥当性検証などが必要

健康食品の主要エンドポイント（ほとんどが代替）の例
    血糖高めの人      →食後血糖値のAUC，12週後の空腹時血糖値やHbA1c値
    血圧高めの人      →12週後の収縮期血圧値
    中性脂肪高めの人   →食後中性脂肪値のAUC，12週後の空腹時中性脂肪値
    眼が不調の人      →コントラスト感度，視力
    寝つきの悪い人     →深睡眠までの時間
    歩く力の弱った人   →脚の筋力，6分間歩行
    便秘気味の人      →排便日数，排便量

統計量の例（解析に用いる数値）
    投与（摂取）終了後の最終値
    投与（摂取）前から投与（摂取）後にかけての変化量（Change）
    ＝ Post － Pre（Pre － Postの定義もあり）
```

Box 4　エンドポイントの例

それぞれ1つということもあります。

　副次エンドポイントは多数設けますが，多重性はとくに考慮しません。QOLアンケートのような場合，複数の質問から総合点数化します。したがって，QOLを主要エンドポイントに設定できます。痛みもアンケートから総合化できますが，痛みについてはVAS（Visual analog scale），NRS（Numeric rating scale），FRS（Face rating scale）といった図示による総合評価が効果的だと言われています。

　別の分け方もあります（Box 4）。基準や定義，そして妥当性検証などが求められることも多く，健康食品の場合，ほとんどが代替エンドポイントだと思われます。

Box 5　複合エンドポイント

複合エンドポイント　初級

　単独のイベントでは検出力不足になる場合，複数のイベントを合成することがあります（Box 5）。これを複合エンドポイント（Composite endpoint）と呼びます。非致死性心筋梗塞あるいは心臓死が一例です。いずれかのイベントが生じたらエンドポイントとします。イベント数が増えるため検出力は上がります。複合するからには，その構成要素は同じような意味をもち，どれか一つが突出していないことが大切です。

　主要エンドポイントは 1 つなので，評価項目を合成して 1 つにしたいこともあります。この時の評価項目は二値ではなく数値です。項目間の相関を考慮した O'Brien の統計量もありますが，もっと簡単に総和で定義することもあります。眼の具合を総合評価したものを主要エンドポイントとした例では, 視力とコントラスト感度を合成していました（*JAMA Ophthalmol*,　*doi:10.1001/jamaophthalmol.2018.0978*）。対数を取った値の和で定義していたので，この場合は項目の積で合成していたことになります。

介入研究 　初級

　臨床研究は介入研究と観察研究に大別されます（Box 6）。原因変数
に介入をかけ，実験的要素を含む研究が介入研究です。したがって，治
療や予防に関するものが多くなります。介入研究はさらに，単群試験と
比較試験に分けられます。単群（Single-arm）では，全員に介入をか
けます。前後比較試験（Before-after），あるいは自己対照試験（Self-
controlled）と呼ぶこともあります。

　介入効果を信じていると，先入観や思い込みで効くことがあります。
これをプラセボ効果と言います。「使った，治った，だから効いた」と
いう「三た論法」になりかねません。こうしたことを防ぐには比較試験
をしなければなりません。

　比較試験はさらに，無作為化試験と非無作為化試験に分けられます。
「無作為化（Randomization）」は，イギリス人の Ronald A. Fisher
（1890-1962）が 1926 年に，実験計画法の 3 原則の 1 つとして提唱しま

介入研究（Interventional studies）/実験研究（Experimental studies）
〜臨床試験（Clinical trials）
　　単群試験（Single-arm）
　　比較試験（Comparative/ Controlled）
　　　　　　非無作為化試験（Non-randomized trials）
　　　　　　無作為化＊比較試験（Randomized controlled trials）
　　　　　　　　パラレル比較（Parallel-group design）
　　　　　　　　クロス比較（Cross-over design）
　　＊無作為化は，確率化やランダム化と訳すこともある。

観察研究（Observational studies）
〜疫学研究（Epidemiological studies）
　　横断研究（Cross-sectional）
　　縦断研究（Longitudinal）
　　　　　症例対照研究（Case-control）
　　　　　コホート研究（Cohort）
　　　　　　　前向きコホート（Prospective cohort）
　　　　　　　後ろ向きコホート（Retrospective cohort）

Box 6　臨床研究の分類

1．反復（Replication）
2．無作為化（Randomization）
3．局所管理（Local control）

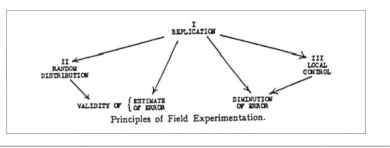

Principles of Field Experimentation.

Box 7　Ronald A. Fisherによる実験計画の３原則

出典：Fisher RA(1931). The technique of field experiments, p.12.

用語
　　無作為（むさくい）＝ Random ＝確率的という意味
　　割付＝ Allocation（Assignment）＝どちらかへ割り振ること
　　抽出（Sampling）とは違う

起源
　　1926年にイギリスの統計学者，R.A.Fisherが提唱した概念
　　実験計画３原則の一つ（反復測定，無作為化，局所管理）

意義
　　比較群の背景が自動的に類似する（Internal validity）
　　次にどちらが当たるかが予測できない（Unpredictability）
　　確率導入により，P値算出の根拠となる（Stochastics）

Box 8　無作為割付

　した。実験計画法の３原則は，1931年に行われた会議記録集に記され
ています（Box 7）。
　無作為は法律用語の「不作為（Omission）」と混同されやすく，確率
という本質も伝わってきません。確率化やランダム（化）など，和訳に
は苦心されたようですが，本書では無作為と記載することにします。
　無作為化あるいは無作為割付とは，確率を使って比較する群へ割り振
る操作のことです。無作為抽出（Random sampling）はデータの取り

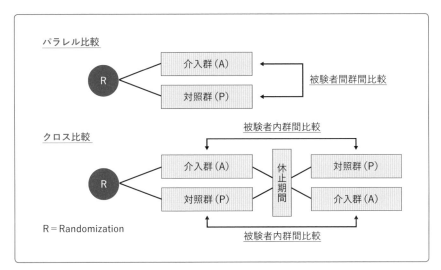

パラレル比較

介入群（A）

対照群（P）

被験者間群間比較

クロス比較

被験者内群間比較

介入群（A）

対照群（P）

休止期間

対照群（P）

介入群（A）

R = Randomization

被験者内群間比較

Box 9　パラレル比較とクロス比較

　方ですが，こちらはデータの分け方です。Feinstein や Kempthorne に
よると，無作為抽出のほうも Randomization を唱えた Fisher に起因す
るとみられています（*Feinstein AR. Clin Pharmacol Ther. 1973;14（4）:
601-15.*）。

　無作為割付には 3 つの意味があります（Box 8）。比較背景が自動的
に類似し，次はどちらかが予測できません。そして，確率導入により *P*
値計算が可能です。無作為割付した臨床試験を RCT（Randomized
Controlled Trials; アールシーティーと読む）と呼び，臨床試験の最高
峰デザインとされます。もっとも信じられる結果ということです。無作
為化比較試験と呼びます。

　RCT をパラレル比較とクロス比較に分けます（Box 9）。パラレル比
較では被験者の間で群間比較しますが，クロス比較では被験者の中で群
間比較します。個人差が大きいときはクロス比較が優れます。クロス比
較した試験のことをクロスオーバー試験と言います。パラレル比較した
試験は特別の名称はありませんが，じつはこちらが RCT のデフォルト
なのです。

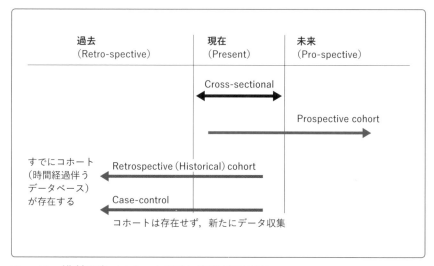

Box 10　横断研究, コホート研究, 症例対照研究

観察研究 初級

　代表的観察研究は３つです（Box 6, 10）。横断研究（Cross-sectional），症例対照研究（Case-control），コホート研究（Cohort）です。

　時間経過を伴わないアンケートの類が横断研究です。残り２つは時間経過を伴い，縦断研究（Longitudinal）と呼びます。横断研究では関連性しか見ることができませんが，縦断研究では因果関係まで見ることができます。「本を読むと近眼になる」は因果関係，「本を読む人に近眼が多い」は関連性です。

　症例対照研究では，過去に振り返ってデータを集めるので，後ろ向き（Retrospective）です。原因は原則１つであり，早急に因果検証したいときに用います。多くは食中毒や副作用の特定に用います。

　コホート研究は，将来に向かってデータを集めるので，前向き（Prospective）です。さまざまな原因を検証したいときに向いています。多目的コホート研究というのがありますが，まさに多目的に向いています。しかし，結果が出るまでに時間がかかります。

Box 11　前向きコホート研究と後ろ向きコホート研究

　　コホート研究は通常前向きですが，後ろ向き研究もあります（Box 11）。データベース解析とも言いますが，自然に集まるコホートデータを分析するものです。電子カルテのデータは病院患者のコホートですが，自然に集まったものです。ですから，そのデータ分析は後ろ向きコホート研究です。レセプトデータなどもそうです。これらは，最近 RWE(Real world evidence) データとして注目を浴びるようになってきました。

比較試験の歴史 　初級

　　比較試験が初めて行われたのは，1747 年のことだと言われています（Box 12）。大航海の時代，長い航海で保存がきく食品には柑橘類が不足していました。皮膚など体内の至るところに出血を招き，免疫力が落ちる壊血病がよく発生していました。

　　スコットランドの外科医であった James Lind（1716-1794）は海軍医であり，船出をして 8 週後，乗組員に壊血病が発生しました。Lind は酸が良いと考え，1947 年 5 月 20 日，12 人発生した患者を 6 組に分け（1組 2 人ずつ），リンゴ酒，硫酸にアルコールを混ぜた液，酢，海水，オ

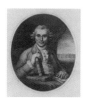

James Lind,
1716-1794

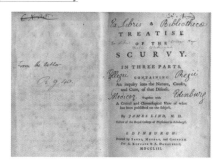

最初の比較試験は1747年5月，船上で実施された。壊血病（後にビタミンC欠乏が原因と判明）　12人に対して6種類の治療を試みた。

Lind J (1753). A treatise of the scurvy in three parts. Edinburgh: Printed by Sands, Murray and Cochran for A Kincaid and A Donaldson.

Box 12　最古の比較試験

レンジとレモン，練り薬をそれぞれ与えました。オレンジとレモンを食べた2人だけが改善しました。6種類の処方へ無作為に振り分けていませんが，他の処方と比較しようとした点がユニークです。

　対照（コントロール）を置くのは今では当たり前ですが，当時はなかなか思いつかなかったようです。

　こうした結果が出たものの，航海の際には柑橘類を持つように，という通達は出ませんでした。脚気の原因として白米を指摘した高木兼寛のときも同様です。酸と壊血病の関係は，バスコダガマが1497年には認識していたという情報もあります。17世紀初めには経験的に柑橘類が有効だという説があり，東インド会社によるインドへの航海ではレモン汁を飲ませ，壊血病は一人も出なかったという報告もあります。勇気をもって比較試験を行ったのに，是正されなかったのは残念です。

　壊血病の原因がビタミンCの欠乏と判明したのは，20世紀になってからでした。1932年に動物実験で証明されたようです。脚気の原因がビタミンB欠乏とわかったのも，同じように後世になってからのこと

でした。

実験計画法 　中級

　無作為化（無作為割付とも呼ぶ）は，Ronald Fisher が 1926 年に提唱したとされます。Fisher は推測統計学（推計学）の父とも言われ，実験計画の 3 原則（反復・無作為化・局所管理），要因計画, 分散分析（F 検定），交絡と交互作用などを提唱しました。

　この 3 原則ですが，「3 R's」（3 つの基本）と呼ばれていました。「Replication」と「Randomization」はわかりますが, もう一つは「Random blocking」のようです。割付時の層別化やブロック化は，「局所管理」の応用と言えるでしょう。乱塊法（Randomized block design）やラテン方格法（Latin square design）も Fisher に因ります。これも「局所管理」の一例でしょう。無作為化とバランスを考慮した巧妙なデザインです。

　彼は，1935 年に実験計画法の集大成を著しました（*Fisher RA. The design of experiments. Edinburgh: Oliver and Boyd*, 1935.）。実験計画法（Experimental designs）は実験のための手法を扱っていますが，標本調査のための手法を標本調査法（Sampling methods）と呼びます。統計学の二大応用科目です。系統抽出や RDD（Random digit dialing）法などは，標本抽出法という科目のなかで学びます。

最初の RCT 　初級

　1948 年に出版された肺結核に対するストレプトマイシンの臨床試験, これが RCT 第一号とされます（Box 13）。イギリスの Medical Research Council（MRC）が主宰し，A. Bradford Hill（1897-1991）が統計家を務めました。

　MRC はイギリスにおける医学研究の元締めであり，米国の NIH や日本の AMED に相当する機関です。Hill は，London School of Hygiene

BRITISH MEDICAL JOURNAL

LONDON SATURDAY OCTOBER 30 1948

STREPTOMYCIN TREATMENT OF PULMONARY TUBERCULOSIS
A MEDICAL RESEARCH COUNCIL INVESTIGATION

BMJ 1948;4582:769-782.

Determination of whether a patient would be treated by streptomycin and bed-rest (S case) or by bed-rest alone (C case) was made by <u>reference to a statistical series based on random sampling numbers</u> drawn up for each sex at each centre by Professor Bradford Hill ; the details of the

Box 13　通常最初のRCTと呼ばれている臨床試験論文

& Tropical Medicine（略して LSHTM，ロンドン大学公共衛生学部）の医学統計学科（Department of Medical Statistics）の初代教授です。ちなみに，二代目は Peter Armitage，三代目は Stuart Pocock です。四代目は知りませんが，現在 Chair をしている Elizabeth Allen という女性かもしれません。教授が複数になり，以前のような言い方はなくなったのかもしれません。

　Hill は疫学の分野でも有名です。因果関係証明のための9つの基準を提唱したのは，1965年のことでした（Hill AB. Proc Royal Soc Med. 1965;58（5）: 295-300.）。

　MRC 主宰の臨床試験では安静（Bed rest）をベースにして，抗生物質ストレプトマイシンを投与するか否かを無作為に割り振りました。乱数に基づいて行ったと書かれているので，確率を用いた無作為割付だとわかります（Box 13）。109人が無作為に2群へ割り付けられ，2名が開始前に死亡したため，107人が解析対象となったようです。施設をブロックととらえ，性別を層別化因子として無作為化していたようです。

　このストレプトマイシンの RCT ですが，最初の RCT ではなさそうな

14

最初のRCTと思われる臨床試験は, 1931年に出版された。

A CLINICAL TRIAL OF SANOCRYSIN IN PULMONARY TUBERCULOSIS[1]

J. BURNS AMBERSON, JR., B. T. McMAHON AND MAX PINNER

American Review of Tuberculosis 1931;24:401-435.

Obviously, the matching could not be precise, but it was as close as possible, each patient having previously been studied independently by two of us. Then, by a flip of the coin, one group became identified as group I (sanocrysin-treated) and the other as group II (control). The members of the separate groups were known only to the nurse in charge of the ward and to two of us. The patients themselves were not aware of any distinction in the treatment administered.

Box 14　最古のRCT
(http://www.jameslindlibrary.org/amberson-jb-mcmahon-bt-pinner-m-1931/ より)

Ronald Aylmer Fisher（1890-1962）
Randomizationの創始者（1926年）

Austin Bradford Hill（1897-1991）
RCT第一号（BMJ, 1948）の実施責任者

Thomas C. Chalmers（1917-1995）
RCTおよびMeta-Analysisの重要性を強調

David L. Sackett（1934-2015）
EBMを通してRCTの重要性を強調

Richard Peto（1943-）
Large simple trials（LST）の重要性を強調

Box 15　RCT推進の立役者たち

のです。1931年に，同じ肺結核を対象にしたRCTが出版されていました（Box 14）。金から作られたSanocrysin，肺結核の決め手と1925年には言われていました。James Amberson らは1926年4月，デトロイト近郊の結核療養所で臨床試験を始めました。24人を2群に振り分けましたが，コイン投げでI群（被験薬）かII群（対照‐蒸留水）に振り分けたと書いてあるので，これは確率を伴うRCTだとわかります（Box 14）。被験者はどちらの群かわからないようにしたとあるので，これは単盲検試験なのでしょう。

　Box 15には，このRCT推進の立役者5名を年代順に示しておきました。私はそのなかで，Chalmers博士，Sackett博士，Peto博士の3人と会って話をしたことがあります。

無作為化の手法　中級

　無作為割付とは，確率を使って比較群へ割り振る操作のことです。臨床試験では単純無作為化は用いません。例数はそれほど多くないため，

層別化（Stratification）
　　　強い予後因子があれば，事前に層別化する（リスク2倍以上を目安）。
　　　　　　　　　　　　［癌→ステージ／リンパ節転移，心不全→LVEF／病因］
　　　予後因子が数値なら，適当なカット点で層別化
　　　アウトカム変数の初期値（Baseline）も，よく層別化の因子に設定する。

ブロック化（Blocking）
　　　たとえば，施設（ブロック）内で症例数がバランスするようにする。
　　　ブロックサイズはプロトコルには書くべきではないが，試験結果には報告する。
　　　割付法の詳細を知らせないことを，Allocation concealmentと言う。

動的割付（Dynamic allocation）
　　　一例入るごとに，状況を見て割付群を決める。
　　　層別化因子が多くなったときに，功を奏する。
　　　最小化法は古典的手法だが，確率要素が入っていないので改訂版がよい。

Box 16　無作為化の手法

少数例のときは症例数に不均衡が生じやすいので，ブロック割付を使うとよい。

ブロックサイズ＝4例の例を示す。ブロックが完了すると，グループ1と2の症例数は均衡する。6（＝$_4C_2$）通りのブロックが存在するので，たとえば擬似一様乱数により，使うブロックを決める。ブロックが決まったら，その順にグループ1（1と記載）またはグループ2（2と記載）を割り振る。

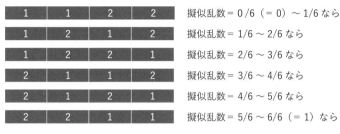

目標症例数が10例だと，最後の2例はブロックサイズ2を使えばよい。奇数は避けたほうがよい。

Box 17　ブロック割付

　割付人数に不均衡が生じやすいからです。結果変数に強く影響する予後因子がわかっていることも一因でしょう。

　予後因子に関して群間不均衡が生じると，いわゆる交絡バイアスを生みます。大人数のRCTだと自動的に交絡を防いでくれますが，数百例の臨床試験ではそうもいきません。

　そこで均衡化を計画法で制御するために，層別化やブロック化を用います（Box 16）。RCTでは，そうした無作為化の手法を明示しておくべきです。強い予後因子があったら層別化をします。私は，リスク比2倍以上を目安にしてきました。

　結果変数の初期値が強い予後因子のこともあります。数値の場合は，カット点で二分して層別化します。施設内で例数を同数にしたいときは，ブロック割付を用います（Box 17）。これは2群でブロックサイズ4の例です。1つのブロックが終了すると2：2と均衡化します。この詳細を知ってしまうと，ブロック内の4症例目はどちらの群か予想されてしまいます。そこで，割付法の詳細は伏せておきます。

予後因子が多数あると層別化は難しくなります。層の数が多くなるためです。そのときは，最小化法と言われる動的割付の手法を使うことがあります。最小化法はあらかじめ決めた予後因子について，群間バランスを図る手法です。確率の要素が入っていないため，それを含めた改訂版を使う方がよいでしょう。

　このような割付を Web で行ったのか，割付表で中央管理したのか，そういったオペレーショナルなことも論文に書いておくべきでしょう。

不均等割付　中級

　比較試験の例数は等しいのが望ましいです。検定効率がもっとも高いので，最少の例数で検証可能です。しかし，特定の群の例数を多くしたいことがあります。プラセボに当たる例数を減らしたいこともあるでし

均等割付（Equal allocation）の利点
　割付比（Allocation ratio）が1：1の無作為割付法
　検出効率がもっとも高い（総例数を固定したとき，1：1が最大に群間差を検出する）

不均等割付（Unequal allocation）の利点
　情報を取りたい群を多く，プラセボなど課せたくない群を少なくする（経済・倫理面）。

割付比（Allocation ratio）
　均等割付（1：1比較）が，もっとも高い検出効率をもたらす。
　不均等割付にすると，同じ検出力を確保するには，例数の増加が必要である。

1：1割付での例数（合計）をNとしたとき，
1：k割付での例数（合計）
$$N' = \frac{(1 + k)^2}{4k} \times N$$
→ 少ないほう，$\dfrac{N'}{1 + k}$

多いほう，$N' - \dfrac{N'}{1 + k}$

k	N'
2	1.125N
3	1.333N
4	1.5625N

1：1割付のときの必要例数が200例（N）
→1：2割付 → N'=225例 →75例：150例（1：2）
→1：3割付 → N'=267例 →67例：200例（1：3）
→1：4割付 → N'=312例 →62例：250例（1：4）

Box 18　不均等割付

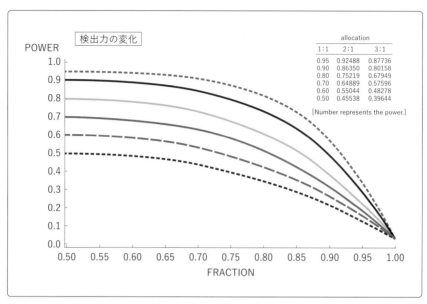

Box 19　検出力の変化

　ょう。そのようなとき，あえて例数を不均等に割り付けることがあります（Box 18）。

　不均等割付にすると，同じ検出力を確保するための例数は増えます。1：2割付だと1.125倍，1：3だと1.333倍に増えます（Box 18）。このあたりまでが現実的かと思います。試験によっては2：3などの割付比にすることもあります。ここで，割付比（Fraction; F）を定義します。1：1だとF = 1/2 = 0.5，1：3だとF = 3/4 = 0.75，2：3だとF = 3/5 = 0.6です。Box 19のグラフをみると，割付比0.75あたりから検出力が急減することがわかります。

盲検化　初級

　盲検化（Blinding）とは，どちらの群に割り振られたかをわからないようにすることです（Box 20）。"盲目"は差別用語なので，遮蔽化

Box 20　盲検化（Blinding）/ 遮蔽化（Masking）

（Masking）と呼ぶこともあります。ペットボトル茶でもラベルを剥が
せば，盲検化はほぼ成功します。

　禁煙治療アプリの臨床試験でも盲検化されました。シャム対照として
ダミープログラムを作動するようにしたようです。どちらかを知ってし
まうと，評価に手心が入ってしまうことがあります。こうした情報バイ
アスを防ぐための手段として盲検化は有効です。

　類似語に「隠匿（Concealment）」があります。こちらは治療割付の
方法を伏せることであり，無作為割付を正当化する手段のことです。た
とえば，ブロックサイズはプロトコルには明記しません。CONSORT 声
明のチェックリストにも載っています。CONSORT 声明とは，RCT を
実施して報告するための指針です。

　盲検化には非盲検，単盲検，二重盲検などの水準があります。効果判
定者やデータ解析者へも群を伏せれば,三重盲検と呼ぶことがあります。

無作為割付の目標
　　　交絡バイアスを防ぐ。
　　　背景が類似する（内部妥当性，比較性）
　　　手法として，層別化割付，ブロック割付，動的割付がある。
　　　[無作為抽出の目標は外部妥当性（外挿性）]

盲検化の目標
　　　情報バイアスを防ぐ。
　　　プラセボ効果を防ぐ。
　　　　　　プラセボ（Placebo）＝実薬の入っていない「くすり」
　　　　　　I shall please が原典（きっと喜ばせてくれる物）
　　　　　　偽薬（あまり良訳でない）/ 安慰薬（中国では）

盲検化の水準
　　　非盲検→単盲検→二重盲検→三重盲検

PROBE法
　　　Prospective, Randomized, Open, Blinded-Endpoint (1992)
　　　非盲検試験だが，評価判定は盲検して行う RCT

3つ目のバイアス
　　　選択バイアス
　　　防ぐには　→無作為抽出/ 連続的組み入れ
　　　臨床試験では，適格で同意が得られたら，連続的に組み入れる。

Box 21　無作為化と盲検化

　二重盲検でよく登場するのがプラセボ（Placebo）です。中身の入って
いない薬なので「偽薬」と呼ぶことが多いですが，中国にならい「安慰
薬」と呼ぶ方が忠実な訳かもしれません。

　プラセボを使った二重盲検比較試験がベストですが，非盲検のことも
よくあります。そうであっても，エンドポイントの評価は群を伏せて行
う（PROBE と呼ぶ）のがよいでしょう（Box 21）。

　バイアスには3つが知られていますが，情報バイアスを防ぐのが盲検
化，交絡バイアスを防ぐのが無作為化，選択バイアスを防ぐのが連続的
組み入れと言えます（Box 21）。

仮説の種類　中級

　第Ⅲ相試験のような検証的臨床試験は，おもに RCT です。3 種類の仮説（優越性，非劣性，そして同等性）があります（Box 22）。

　優越性とは，介入が対照より優れることです。統計学的有意差を求め

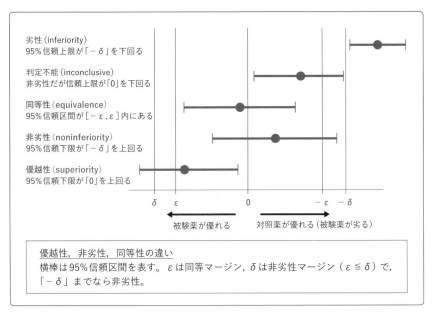

劣性（inferiority）
95%信頼上限が「-δ」を下回る

判定不能（inconclusive）
非劣性だが信頼上限が「0」を下回る

同等性（equivalence）
95%信頼区間が[-ε,ε]内にある

非劣性（noninferiority）
95%信頼下限が「-δ」を上回る

優越性（superiority）
95%信頼下限が「0」を上回る

δ　ε　　　0　　　-ε　-δ

← 被験薬が優れる　　対照薬が優れる（被験薬が劣る）→

優越性，非劣性，同等性の違い
横棒は 95%信頼区間を表す。ε は同等マージン，δ は非劣性マージン（ε ≦ δ）で，「-δ」までなら非劣性。

Box 22　仮説の種類

ICH-E9 ガイドライン（1997）で，非劣性試験が取り上げられたこと

後発品を承認する際に，実薬（先発品）対照の試験が求められるようになってきたこと
　　プラセボ対照の試験を繰り返すことは倫理的に許されない。

CER（Comparative Effectiveness Research）の観点から，実薬同士の比較が求められたこと
　　米国オバマ前大統領が，2009 年に CER を推進しようとした。

実薬との比較において，優越性を立証することは困難であったこと
　　Add-on 試験（実薬をベースに被験薬を上乗せするか否かの試験）でも，優越性
　　検証は困難

Box 23　非劣性試験が増加した理由

```
①  対照薬の適切性
    Assay sensitivity（分析感度）→対照薬はプラセボに比べて十分優れていたか
    Constancy（一定性）→対照薬 vs. プラセボの比較試験の結果はほぼ一定だったか
②  試験デザインの適切性
    対象の組み入れ基準・治療法（用法用量など）・エンドポイントは両群に公平であ
    ったか
③  実施の適正性
    無作為割付・二重盲検・エンドポイント判定などは適正であったか
④  非劣性マージンの適切性
    先行する試験結果などに基づいて設定したか
⑤  例数設計の適切性
    非劣性を考慮した例数設計を行ったか
⑥  解析対象集団の適切性
    一般にはITT集団がベストとされるが，非劣性についてはPPS集団も行っていたか
    ITT=Intention-to-treat，PPS=Per protocol set
⑦  検定手法の適切性
    片側であれば97.5%信頼区間，両側であれば95%信頼区間を用いていたか
⑧  結果表現の適切性
    「非劣性が有意だった」のように，優越性の有意性を伺わせる表現ではないか
    下駄をはかせた検定P値を示さずに，両側95%信頼区間のみ提示するのがよい。
⑨  仮説スイッチの適切性
    非劣性仮説が立証されたのちの優越性仮説の立証はよいが，その逆をしていないか
```

Box 24 非劣性試験を見るときのポイント

ることが多く，信頼下限がゼロ（差なし）を上回ることで判定します。

　非劣性とは，介入が対照より劣らないことです。どこまで劣らないか
を示す必要があり，それを非劣性マージン（－δ）と呼びます。プラセ
ボとの差の50%とするルールなどを利用します。降圧薬でプラセボと
の差が20 mmHgなら，非劣性マージンを半分の10 mmHgとします。
信頼下限が非劣性マージンを上回ることで判定します。実薬対照試験で
は非劣性を仮説にすることがあります。有効性は非劣性であっても，安
全性が優越であれば意味があるのです。非劣性試験が近年増加した理由
はいくつか考えられます（Box 23）。こうした試験結果を見るときは，
Box 24のような点に注意する必要があります。

　最後の同等性ですが，生物学的同等性（BE）試験が代表例です。後
発医薬品と先行医薬品の比較試験です。健康人対象だと薬物動態（PK）

交叉試験, 交差試験と訳すことがある。

<u>利点</u>

個人内で群間比較するので, 総例数はかなり減らせる。

$$N_{crossover} = \frac{1-\rho}{2} N_{parallel} \quad (\rho = \text{個人内相関係数})$$

[証明]

$$N_{parallel} = (Z_{1-\alpha/2} + Z_{1-\beta})^2 \times \frac{2\sigma^2}{\delta^2} \times 2\,(\text{群}) = (Z_{1-\alpha/2} + Z_{1-\beta})^2 \times \frac{4\sigma^2}{\delta^2} \quad \text{「Box 34参照」}$$

$$N_{crossover} = (Z_{1-\alpha/2} + Z_{1-\beta})^2 \times \frac{\sigma_d^2}{\delta^2} = (Z_{1-\alpha/2} + Z_{1-\beta})^2 \times \frac{2\sigma^2(1-\rho)}{\delta^2} = \frac{1-\rho}{2} \times N_{parallel}$$

$$[\because \sigma_d^2 = \sigma_A^2 + \sigma_A^2 - 2\rho\sigma_A\sigma_B = 2\sigma^2 - 2\rho\sigma^2 = 2\sigma^2\,(1-\rho),$$
$$\sigma_A^2 = \sigma_B^2 = \sigma^2 \text{を仮定}, \quad \delta = Post - Pre \equiv A - B]$$

<u>欠点</u>

持ち越し効果（A→B順の群とB→A順の群との差）があると失敗になる。

<u>パラレルとの使い分け</u>

個人差が大きい時（痛みの感じ方など）は, クロスオーバーがよい。
非可逆的な項目（死亡, 心血管イベント）は, パラレルでないといけない。
短期に効果判定できないときは, パラレルがよい。

Box 25　クロスオーバー試験

パラメータ（AUC, C_{max} など）, 患者対象だと代替エンドポイントが多いでしょう。許容範囲を設けて, 信頼区間がその範囲に入ることで同等性を判定します。PK パラメータの場合は, その比の許容範囲を80%〜125%とします。A/B = 0.8だと, A が相対的に20%低いことになります。逆にみると, 逆は B/A = $(0.8)^{-1}$ = 1/0.8 = 1.25 のため, 125%なのです。100%は同等のことです。

クロスオーバー試験　中級

パラレルでは被験者間で群間比較しますが, クロスオーバーでは被験者内で群間比較します。被験者によって薬効や健康効果はまちまちであるとき, パラレルだと被験者変動が誤差に入るので, 群間比較の効率はよくありません。同じ被験者のなかで群間比較すれば, 個人差（被験者間変動）を取り除くことができます。その意味で, クロスオーバーは効

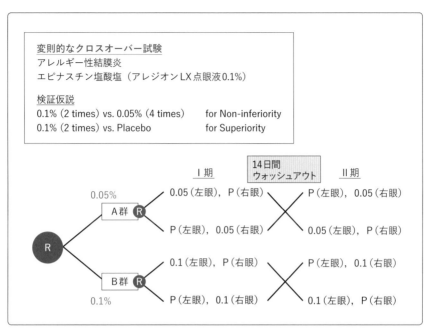

内に示した内容:

変則的なクロスオーバー試験
アレルギー性結膜炎
エピナスチン塩酸塩（アレジオンLX点眼液0.1%）

検証仮説
0.1%（2 times）vs. 0.05%（4 times）　for Non-inferiority
0.1%（2 times）vs. Placebo　　　　for Superiority

14日間
ウォッシュアウト

Ⅰ期　　　　　　　　　　　　　　Ⅱ期

0.05%

A群　R

0.05（左眼），P（右眼）　　P（左眼），0.05（右眼）

P（左眼），0.05（右眼）　　0.05（左眼），P（右眼）

R

B群　R

0.1（左眼），P（右眼）　　P（左眼），0.1（右眼）

0.1%

P（左眼），0.1（右眼）　　0.1（左眼），P（右眼）

Box 26　変わったクロスオーバー試験

率の高いデザインと言えます（Box 25）。

　その一方で，欠点もあります。第一は持ち越し効果です。第1期の治療効果が第2期まで持ち越されると，第2期の純粋な効果は得られません。そのために十分な休止期間を設けます。薬剤なら，半減期の3倍以上の期間を置きます。

　第二に，可逆的なエンドポイントでないといけません。第2期に入るとき，第1期の開始前にほぼ戻らないといけないからです。

　第三に，効果が短期に判定できないといけません。長くなると，第2期の終わるまでに時間がかかりすぎます。例数は大きく減らせますが（個人内相関＝0.5だと1/4まで減らせる），慎重に実施しないと失敗に終わってしまいます。

　また，クロスオーバー試験は少数例のことが多いため，Box 17のようなブロック割付を用いたほうがよいでしょう。

1．個人差（被験者間変動＝人によって効果は違う）が大きいと思われるときに，クロスオーバー試験を考える。
被験者内で群間比較するので，パラレルデザインよりも効率がよい。つまり，少数例で証明できる。

$N_{crossover} = \dfrac{1-\rho}{2} N_{Parallel}$，被験者内相関（級内相関 ρ）が0.5なら，1/4の症例数で済む。

2．投与（摂取）期間は短期間であっても，その間に効果が出ることを確認する。
長すぎると（数ヵ月以上）脱落が多くなるので，クロスオーバー試験はあまり適さない。

3．可逆的な（元に戻る）エンドポイントであることを確認する。
最初の介入の後，十分なウォッシュアウト期間を取れば，ほぼ元の状態に戻ることを確認する。

4．少数例のことが多いので，症例数を揃えるためにブロック割付を取り入れる。

5．通常しているように，適格基準（選択基準は効果面，除外基準は安全面）を設定する。

6．第1期と第2期は，同じ投与（摂取）期間にする。

7．第1期の後に十分なウォッシュアウト期間を設け，持ち越し効果を防ぐ。
薬剤なら，半減期の3倍などを参考にするとよいだろう。

8．可能ならば，第2期に入るときの基準を決めておくほうがよい。
ウォッシュアウト期間を経て，エンドポイント値は第1期の直前とほぼ同じに戻ったことを確認する。
たとえば，第1期直前値の±10~30%（第1期直前の排便日数が3日/週なら，第2期の開始基準は2~4日/週など）
ウォッシュアウト期間は一律である必要はなく，元値に戻るまで待つほうが重要である。

Box 27　クロスオーバー試験を計画するときの留意点

　　クロスオーバー試験が用いられる場面としては，個人差が無視できないPK試験やBE試験でよく用いられます。血中濃度などは短期間で勝負がつくので，クロスオーバーには向いています。短期間で効果判定できる喘息や狭心症や糖尿病では，代替エンドポイントに対して第Ⅱ相試験を実施することもあります。

　　少し変則的なデザインをBox 26に示しました。パラレルとクロスを混ぜたようなものです。最後に，クロスオーバー試験を計画するときの留意点を，Box 27にまとめました。

アダプティブデザイン 上級

　適応型計画法などと呼ばれます。試験の途中で，臨機応変に計画法を変えるのです（Box 28）。中間解析はその古典的事例と言えます。COVID-19のレムデシビル試験でも，第三者による中間解析が行われました。中国と米国で試験は行われましたが，どちらも途中で早期中止という決定がなされました。その理由は異なります。中国の試験では患者が集まらず，米国の試験では優越確認されたためのようです。

　COVID-19ワクチンでも中間解析が行われました。アダプティブデザインは早期中止だけでなく，適格基準や評価項目や例数や割付比を変えたりすることもあります。あまり都合のよい方向へ適応しすぎると，出てくる結果にバイアスが入ることも考えられます。変更の際はバイアスの入らないよう，独立した第三者による評価が決め手と言えます。

アダプティブデザイン（Adaptive design）
　　　Adaptation＝適応，順応
　　　適応型計画法，順応型計画法と呼ぶ。
　　　試験の途中で，臨機応変に計画法を変えることができる。

古典的なアダプティブデザイン
　　　中間解析を伴う試験
　　　　　中間データを解析して，結果次第で早期中止する（優越中止，無効中止）。
　　　　　第三者委員会（DSMB）により評価されることが必要である。
　　　　　　　　　　　[DSMB＝Data Safety Monitoring Board]

COVID-19の臨床試験
　　　中国で実施された臨床試験（*Lancet*）　　→患者が集まらず早期中止
　　　米国で実施された臨床試験（*NEJM*）　　→中間で高度有意のため早期中止

何を変えるか
　　　適格基準を変える。
　　　例数を変える。
　　　割付比を変える。
　　　評価項目を変える。
　　　比較群を変える（ある群を切ったり，別の群を加えたりする）。

Box 28　アダプティブデザイン

　　第一の Play-the-winner デザインは，Marvin Zelen（1927-2014）が
1969 年に提唱しました（Box 29）。結果がよければ同じ治療を継続し，
悪ければスイッチするというものです。これに確率要素を取り入れたの
が Randomized play-the-winner デザインです。Lee-Jen Wei が 1978
年に提唱しました。

　　COVID-19 でも有名になった ECMO（人工心肺装置）ですが，この臨
床試験でこのデザインが使われました。最初の症例は通常治療が割り振
られ，結果は死亡でした。2 例目は ECMO へスイッチし，その後ずっ
と生存だったのです。結局，通常治療群の生存率は 0 ％（= 0/1）で
ECMO 群の生存率は 100%（= 11/11）となりました。有意差ですが，

1．Randomized play-the-winner design
　　　介入で効果があれば次も介入，効果がなければスイッチして対照を割り当てる。
　　　Play-the-winner design は，Marvin Zelen が 1969 年に提唱した。
　　　その無作為化版は，L.J. Wei が 1978 年に提唱した。
　　　ECMO 臨床試験で初めて適用された（*Pediatrics 1985; 76: 479-87.*）。
　　　　　　瀕死の新生児 12 例に対する臨床試験（ECMO 治療 vs. 従来治療）
　　　　　　最初の 1 例目は無作為割付により従来治療群　→その結果は死亡
　　　　　　　→次は ECMO 群　→ずっと生存で ECMO 群が続いた。
　　　　　　ECMO 群は 11/11（100% 生存率），従来治療群は 0/1（0% 生存率）
　　　　　　　→11：1 では比較にならないという理由で，本試験はやり直しされた。

2．Enrichment design
　　　効きそうな対象に限定して本試験へ入る。
　　　Run-in period（試用期間）で絞り込みをする。
　　　EGFR 遺伝子検査（Companion test）　→癌の免疫治療 RCT

3．Delayed-start design
　　　早期介入の意義を見るために用いる。
　　　対照群は数ヵ月遅れて治療開始する。
　　　事例
　　　　　早期糖尿病の例（JEDIS 試験. *Diabetol Int 2017; 8: 350-65.*）
　　　　　早期パーキンソン病の例（PROUD 試験. *Lancet Neurology 2013; 12: 747-55.*）

Box 29　その他のデザイン

例数が不均衡すぎるため，再度試験をやり直したのです。

第二は Enrichment design です（Box 29）。効きそうな対象に限定して試験へ入るのです。バイオマーカーによる予測因子が明らかになると，事前にバイオマーカーの検査を行って陽性者に絞るのです。これによってリッチな集団で有意差が出やすくなります。もちろん，陰性者はどうするのか，これは別途考える必要があります。

第三は Delayed-start design です（Box 29）。軽症者の場合，すぐに治療を開始すべきか，遅らせても問題ないか，これに答えを与えるデザインです。軽症の段階で治療介入する例が増えてきました。糖尿病予備軍，早期パーキンソン病，早期リウマチ熱などがそうです。

例数設計の意義　初級

例数のほかに，症例数，サンプルサイズ，標本サイズなど，いろいろな呼び方があります。

臨床研究を開始する前には，何例実施するのかを宣言するよう求められます。有意な結果が出るまで続けて，有意な結果が出た時点で中止すればいいだろうと言う人がいます。これは大変な間違いです。ある時点で有意になっても，次の症例が入ると非有意に反転することがあります。重要な結果はとくに，結論が変わらないことを確認して公表すべきでしょう。そうでないと，結論が毎年変わったりします。

NHS という大規模のコホート研究グループでは，2年おきに解析していましたが，ある時期有意な結果が出ても，次の解析まで待ち，そこでも結論が変わらないことを確認して公表する方針を立てていました。

事前に例数設計をしなければいけない理由はもう一つあります。研究のサイズは大きければよいというものではありません。過大検出の可能性があります（Box 30）。臨床的には意味のない差まで，統計学的に有意として検出してしまいます。また，経費の無駄遣いにもつながります。最少の経費で研究したほうがよいに決まっています。

Box 30　例数設計

　　一方，研究のサイズが小さすぎた場合はどうでしょうか。せっかく臨床的に意味のある差が見られているのに，統計学的には非有意となり，その価値は下がります。パワー不足の問題と言われます。いわゆる過小検出です。例数が十分にあれば有意になっていたのに，少なすぎて検出できなかったということです。

　　仮説を持った臨床試験では，必ず例数設計の根拠を書きましょう。事前に想定するのは効果サイズの値です。それは先行データや予想で決めます（Box 30）。生存時間解析をするような場合，例数設計ではなくイベント数設計が本質です。例数がいくら多くてもイベント数がある程度なければいけません。数万例のワクチン試験がどうして必要かというと，それは感染イベントがわずかしか起こらないからです。これをイベントドリブン試験の例数設計と言います（Box 30）。

検出力の意味 中級

　事前に例数を決めるというのは，逆に言うと，この例数でどれくらいの検出力かを見積もるということです。したがって，検出力計算（Power calculation）と呼ぶこともあります。

　検出力は通常 80% あるいは 90% を目標にしますが，この検出力にはどういった意味があるのでしょうか。私はかねがね，それは研究の成功確率だと言ってきました。もし本当に効果があるなら，その例数で統計学的に有意な結果の得られる確率のことです（Box 31）。

　Box 31 の横軸は t 統計量など，データから計算された数値です。帰無仮説（消したい仮説）が正しいのか，それとも対立仮説（言いたい仮説）が正しいのか，判断の分岐点がカット点です。正式には，棄却限界値（Critical value）と呼びます。この限界値を超えると統計学的有意であり，超えないと非有意です。群間比較では帰無仮説は「差なし」であり，対立仮説は「差あり」です。

　もともと差があるのに，差を検出できない（非有意になる）確率が β

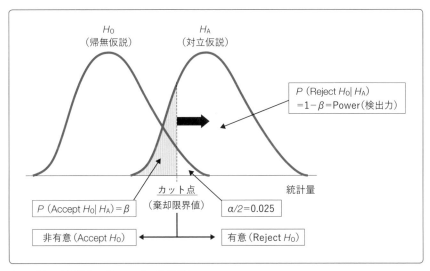

Box 31　検出力（Power）の定義

過誤です。対立仮説（H_A）が正しいのに，誤って帰無仮説（H_0）を受理する確率のことです。β-onyari（ぼんやり）の誤りと覚えます。検出力とは，$1 - \beta = P$（Reject $H_0|H_A$）です。対立仮説が正しいとき，誤りなく帰無仮説を棄却する確率のことです。Box 31 の縦棒破線より右側の面積が検出力です。本当に差があるとき，有意差として差を検出する確率のことです。だから検出力と呼ぶのです。

　ネイマン・ピアソン流の仮説検定では，もう一つの過誤（α過誤）があります。差はないのに，誤って差を検出する（有意になる）確率のことです。P（Reject $H_0|H_0$）のことですが，ここでは α は両側5％に固定します。α-watenbo（あわてんぼう）の誤りと覚えます。α を10％など高くすると，Box 31 のカット点が左側へシフトするので，検出力は上がります。しかし，特別なことがない限り $\alpha = 0.05$ として例数設計します。

検出力に影響する要素　中級

　検出力にはいろいろな量が影響します。例数が増えると検出力は上がります。誤差が小さくても検出力は上がります。Box 32 の山が急であることは，標準誤差（SE）が小さいことを意味します。SE = SD$/\sqrt{n}$ですから，誤差である SD が小さく，例数である n が大きいと SE は小さくなります。群間差が大きくても検出力は上がります。また，群間差が大きいと山の重なりが減ります。そして，α過誤が大きくても検出力は上がります。

　検出力としてよく用いる 0.9（90％）と 0.8（80％），そして対比としての 0.5（50％）について，検出力に影響する例数（n）と標準偏差（σ）をまとめたのが Box 32 です。群間差と α過誤は一定としました。とりわけ，検出力50％の図を見てください。限界値は縦棒破線で示しています。それはB群の山の頂点に達しています。このためB群とA群は異なっていたとしても，有意差の得られる確率（つまり検出力）は50％，

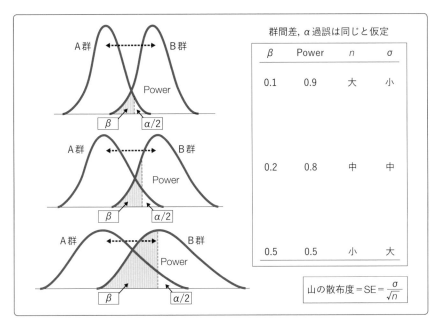

群間差, α過誤は同じと仮定

β	Power	n	σ
0.1	0.9	大	小
0.2	0.8	中	中
0.5	0.5	小	大

$$山の散布度 = SE = \frac{\sigma}{\sqrt{n}}$$

Box 32　多数例と少誤差で検出力は上がる

つまり五分五分ということです。当たるも八卦，当たらぬも八卦です。膨大な研究費を費やすとき，50％の成功確率は少し冒険ではないでしょうか。

検定ベースの計算法　中級

　事前の例数設計は２通りが知られます。検定する場合は検定ベースの設計，検定しない（推定の）場合は精度ベースの設計をします。話のほとんどは優越性になりますが，Box 33 に非劣性試験と同等性試験の例数設計を示しておきました。なお，探索的試験や薬理試験のようにあらかじめ作業仮説のない場合は，特段の例数設計は行いません。

　検定ベースの例数設計では，ES（Effect size）がもっとも鍵となります。シグナル・ノイズ比のことであり，統計学的には（差÷標準偏差）です。すなわち，標準化した差が決め手となるのです。現代の検定は

優越性試験（Superiority trials）

Effect size（ES）＝ Δ / σ （Δ＝期待差，σ＝標準偏差）
→ $N = 2 [Z_{1-\alpha/2} + Z_{1-\beta}]^2 / ES^2$ [per group]

イベントデータの場合 → Effect size（ES）＝ $[\ln (HR)]^2$（HR＝ハザード比）

がん臨床試験の例（対立仮説：HR=1.2 →1群あたり約500例で，Power 82%と記述）
→ α/2=0.025，Power 80%（β=0.2），期待HR＝1.2
→ $N=2 (1.96 - 0.84)^2 / [\ln (1.2)]^2 = 471$ イベント /group
→ 523例（最終的死亡率を90%と仮定 [=471/0.9]）
→「Power 82%で500例（論文記述）」と近似

非劣性試験（Noninferiority trials）

Effect size（ES）＝ (Δ+δ) / σ（δ＝非劣性マージン [下駄]，Δ＝期待差，σ＝標準偏差）
$N = 2 [Z_{1-\alpha} + Z_{1-\beta}]^2 / ES^2$ [per group]

がん臨床試験の例
→ δ=0.08として，対立仮説：HR=1.28
→1群あたり約500例で，Power 97%と記述
→ α=0.025，Power 95%（β=0.05），期待HR＝1.28
→ $N = 2 (1.96 + 1.645)^2 / [\ln (1.28)]^2 = 427$ イベント /group
→ 474例（最終的死亡率を90%と仮定 [=427/0.9]）
→「Power 97%で500例（論文記述）」と近似

同等性試験（Equivalence trials）

Level of equivalence（同等域）：$[-\varepsilon, +\varepsilon]$
Effect size（ES）＝ ε / σ
$N = 2 [Z_{1-\alpha} + Z_{1-\beta/2}]^2 / ES^2$ [per group]

Box 33　仮説の種類別の例数設計

Neyman-Pearson 原理に基づいており，そこでは α 過誤と β 過誤を設定します。通常，α は両側5％，β は20%（あるいは10%）に設定します。（1 − β）が検出力です。差の値については，先行研究などから研究者が想定することになります。

　平均値の差に関する例数設計の公式を Box 34 に示しました。Box 31 の図から代数計算により導出されます。検出力80%（β = 0.2）のときは $Z_{1-\beta}$ = 0.84 のため，1群あたりの例数は $16 \div ES^2$ という簡便式で与えられます。

　検出力50％ではどうでしょうか。$Z_{1-\beta}$ = 0 のため，$8 \div ES^2$ です。五分五分でもよければ，必要例数は通常の約半分で済むことになります。

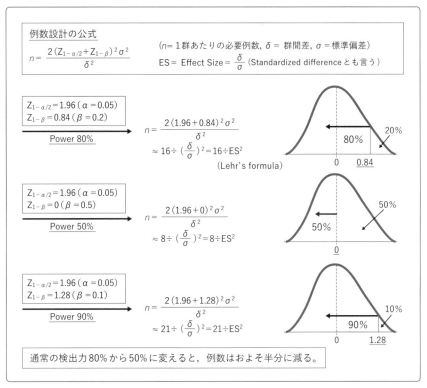

Box 34　検出力に伴う例数設計の変化

　　想定通りの結果になれば，ぎりぎり有意差が得られる例数です。検出力
を 90％（$\beta = 0.1$）にすると $Z_{1-\beta} = 1.28$ のため，21 ÷ ES^2 です。必要
例数は通常の約 1.3 倍に増えます。

群間比較の例　中級

　　リハビリ群の QOL 想定値が 80 点，対照群のそれが 60 点だと仮定し
ます。想定差は 20 点になります。QOL の最大値は 100 点で最小値は 0
点と想定すると，標準偏差はおよそ（100 − 0）÷ 5 = 20 点と想定でき
ます。このやり方は，第 II 章「散布度の指標」の Box 60（p.59）に記
載しています。

例数設計に必要な想定

ES（Effect Size）＝シグナル÷ノイズ＝差の大きさ÷標準偏差（SD）＝標準化差

$\alpha = 0.05$（両側），$\beta = 0.2$（→検出力80%）と仮定

サンプルサイズドリブン（Driven）

群間比較［例：介入群と対照群でQOLが20点異なる。］

$16 \div ES^2$ 例/群［Power 80%］

$$2 (Z_{\alpha/2} + Z_\beta)^2 = 2 (1.96 + 0.842)^2 \sim 16 \text{ (Power 80\%)}$$
$$= 2 (1.96 + 1.282)^2 \sim 21 \text{ (Power 90\%)}$$
→係数を21に変更する。

ES＝想定群間平均差÷標準偏差（数値データの場合）

ES＝想定群間割合差÷$\sqrt{P(1-P)}$（二値データの場合，Pは両群の平均）

群内（前後）比較［例：介入後に中性脂肪が50 mg/dL下がる。］

$8 \div ES^2$ 例［Power 80%］

ES＝想定変化量÷変化量に関する標準偏差

前後で2例データがあるので，半分の「8」と覚える。

イベントドリブン（Driven）

群間比較［例：ハザード比が30%低下する］

$32 \div ES^2$ イベント数/両群［Power 80%］

ES＝ln（ハザード比），lnは自然対数

両群なので，2倍の「32」と覚える。群ごとのイベント数は出せない。

例数は，総イベント数÷発症率で求める。発症率1%なら100倍する。

Box 35　例数設計の簡便法

出典：Lehr's formula, Statist Med 1992; 11: 1099-102.

ES＝20÷20＝1なので，パワー80%のとき，

$$n = 16 \div ES^2 = 16 \div 1^2 = 16 \text{ 例/群}$$

なので，必要例数は1群16例と算出されます（Box 35）。

　二値データの有効率ならどうでしょうか。リハビリ群の有効率を80%（0.8），対照群のそれを60%（0.6）と仮定します。想定差は0.2になります。有効率の平均0.7をPと置いたとき，標準偏差は $\sqrt{P(1-P)} = \sqrt{0.7(1-0.7)} = 0.46$ であり，ES＝0.2÷0.46＝0.43なので，パワー80%のとき，

$$n = 16 \div ES^2 = 16 \div 0.43^2 = 87 \text{ 例/群}$$

なので，必要例数は1群87例と算出されます（Box 35）。この場合は，標準偏差の想定値は必要ありません。

群内比較の例 中級

　単群試験では，前後変化の有意差を出すのが目的です。群内比較の場合，データは前と後の2例ありますので，必要例数は群間比較の半分でよく，

$$n = 8 \div ES^2$$

です（Box 35）。1ヵ月間筋トレして，中性脂肪が 50 mg/dL 下がると想定します。これが作業仮説です。最大変化は 150 mg/dL（150 mg/dL 低下），最小変化は − 50 mg/dL（50 mg/dL 増加）を想定すると，標準偏差はおよそ {150 −（− 50）}/5 = 40 mg/dL になります。ES = 50/40 = 1.25 なので，パワー80%のとき，

$$n = 8 \div ES^2 = 8 \div 1.25^2 = 6 \text{ 例}$$

必要例数は6例と算出されます。

　Box 36 は，検出差 = 10，標準偏差 = 10 としたときの JMP™ による例数設計です。検出力は50%，80%，90%としました。単群試験で群内比較の例です。平均値の標本分布が右側の山です。そのばらつきは SEM なので，例数がもっとも少ない検出力50%がもっとも緩やかな山です。検出力50%では予想した検出差，つまり差の点推定が10に達しないと有意になりません。ところが，検出力80%では7.5程度，検出力90%だと6.0程度でも有意な結果が得られます。少し予想より悪い結果でも成功できる（有意になる）よう，例数を多めにすることで保険を掛けているのです。検出力を下げて，必要例数を減らすことをあまり考えすぎないようにしましょう。実際には途中脱落例も起きるので，脱落を考慮して，少し多めに設定します。

イベントドリブン試験の例 上級

　併用療法は単独療法よりも30%イベントが減らせることを想定するとき，ハザード比 = 0.7 となります。この場合，ES = ln（ハザード比）

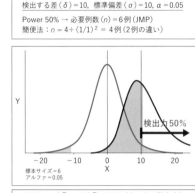

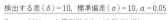

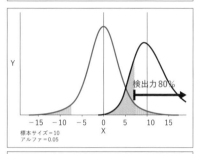

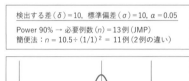

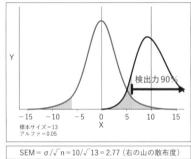

Box 36　単群試験で群内比較する例

＝－0.357と定義されます（Box 35）。ハザード比自体が標準化差であり，根底にある比例ハザードモデル式から自然対数（ln）が付きます。ハザード比は逆数で入力しても，二乗するので同値になります。

　　　必要総イベント数＝ 32 ÷ ES²

です（Box 35）。ここでは「16」がマジック数ではなく，「32」に変わるのです。全体なので2倍になると覚えるとよいでしょう。イベント数が得られるので，イベントドリブンの例数設計と言います。イベント数

は群ごとに異なるため，群ごとの必要イベント数は出せません。この例では，

$$必要総イベント数 = 32 \div ES^2 = 32 \div 0.357^2 = 251 \text{イベント}$$

と算出されます。例数ではどうでしょうか。発症率で割り算します。発症率が5%なら，全体で251 ÷ 0.05 = 5,040例，つまり1群2,520例と算出します。発症率0.5%なら，なんと5万例も必要になります。

精度ベースの例数設計 上級

これまでの例数設計はすべて，検定ベースの方法（Power-based method）と言われます。検出力を確保するための例数設計でした。それとは別に，精度ベースの方法（Precision-based method）もあります。95%信頼区間の平均をはさんで半分のことを，誤差幅（Margin of error）あるいは精度（Precision）と呼びます。この誤差幅をいくらにするかで，必要例数を決めるのが精度ベースの方法です（Box 37）。

差の95%信頼下限がちょうど0であれば $P = 0.05$，つまりぎりぎり有意になります。想定通りの群間差・ばらつきならば，ちょうど $P = 0.05$ になる例数設計が精度ベースの方法です。Box 37 に示したように，

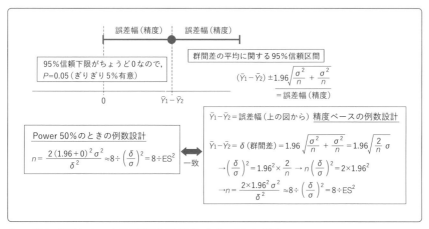

Box 37　精度ベースの例数設計は検出力50%に等しい

$$2群の場合の標準誤差 = \sqrt{\frac{\sigma^2}{n} + \frac{\sigma^2}{n}} \ \text{だが,} \ 1群だと標準誤差 = \sqrt{\frac{\sigma^2}{n}} \ \text{である。}$$

$$1.96 \times \sqrt{\frac{\sigma^2}{n}} = \delta \ \text{を解くと,} \ n = \frac{1.96^2}{\left(\frac{\delta}{\sigma}\right)^2} \sim 4 \div ES^2, \ \text{これが精度ベースの例数設計である。}$$

これは，検出力50％の例数設計に一致する。

単群試験（1群）と比較試験（2群）を対比すると，下記のような表にまとめられる。

簡便な例数設計	Power 50%	Power 80%	Power 90%
単群試験	$4 \div ES^2$	$8 \div ES^2$	$10.5 \div ES^2$
比較試験 *	$8 \div ES^2$	$16 \div ES^2$	$21 \div ES^2$

*この簡便式で計算される例数は，1群あたりの必要例数である。

Box 38　例数設計の簡便公式

　　誤差幅がちょうど群間差になるよう設定します。式を展開するとわかるように，精度ベースの例数設計は検出力50％の例数設計に一致します。比較試験であれば，1群あたりの必要例数は $8 \div ES^2$ です。単群試験であれば，必要例数は $4 \div ES^2$ です（Box 38）。

　　精度ベースの例数設計では保険をまったく掛けていません。想定通りにならなければ失敗（非有意）になります。検出力80％だと，想定よりも悪い結果でも成功できます。群間差が予想より小さくても，誤差が予想より大きくても大丈夫です。その代わり，検出力50％のときの例数の2倍が必要とされます（Box 38）。検出力90％にすると，50％のときの2.6倍必要です。

クロスオーバー試験の例数設計　上級

　　クロスオーバー試験は被験者内でA群とP群の群間比較をするので，群内比較の例が応用できます。Box 4（p.5）に健康食品のエンドポイントの例を示しましたが，真のエンドポイントよりも代替エンドポイントを使うほうが現実的です。

被験者内で群間比較（Active vs. Placebo）を行うので，Paired t-testを前提にして症例数を決める。

ペアの総数 = $8 \div ES^2$（検出力80%，両側5%有意水準），
ES（Effect Size）= 被験者内群間差 ÷ 差の標準偏差

事例
　エンドポイント = 排便日数（の増加）
　第1期の投与（摂取）期間 = 2週間，ウォッシュアウト期間 = 2週間，第2期の投与（摂取）期間 = 2週間

　Active群の排便日数　増加の平均値予想 = 1日/週
　Placebo群の排便日数　増加の平均値予想 = 0.5日/週　→被験者内群間差
　　　　　　　　　　　　　　　　　　　　　　　　　　　= 1 − 0.5 = 0.5日/週

　標準偏差（被験者内群間差に関する）
　Active群で3日増加，Placebo群で1日増加の人だと，被験者内群間差 = 3 − 1 = 2日/週
　被験者内群間差に関する最大値と最小値を予想する。→最大値 = 4日，最小値 = −1日
　　　→標準偏差 ～（最大値−最小値）÷ 5 =（4 −［− 1］）/5 = 5/5 = 1日/週

　ES = 0.5/1 = 1/2　→ペアの総数 = $8 \div (1/2)^2 = 32$例（80%検出力）
　　　→グループ1（16例），グループ2（16例）になるよう無作為割付する。

JMP統計ソフト
　「実験計画」→「計画の診断」→「標本サイズ/検出力」メニューを選ぶ。
　「1標本平均」→「標準偏差 = 1を入力」，「検出する差 = 0.5を入力」，「検出力 = 0.8を入力」し，続行を押す。
　→「標本サイズ = 34」が得られる。簡便法では32例なので，わずかに異なる。

Box 39　クロスオーバー試験における症例数の決め方

　　歩く力の弱った人に対する真のエンドポイントは転倒骨折でしょう。しかし，それでは膨大な例数が必要です。むしろ，脚の筋力や6分間歩行のほうが望ましいでしょう。主要エンドポイントを複数設けると，いわゆる多重性の問題が生じます。類似した項目では，数打てば当たるではないですが，偶然に有意な結果が得られます。
　　クロスオーバー試験では，被験者内で群間比較を行います。もっとも簡単な統計手法では，対応のある t 検定（Paired t-test）を用います。Box 39 にその方法と事例を示しました。ペアの人数，すなわち例数は，

$8 \div ES^2$，ここで ES（Effect size）＝被験者内群間差÷差の標
準偏差

が簡便法です。検出力80％，両側5％有意水準を仮定しています。こ
の設定が簡便だと思います。

　主要エンドポイントは排便日数にしました。解析に用いる統計量は，
排便日数の変化量（増加）としました。このとき，Active と Placebo
の排便日数増加の平均値を予想します。Active では平均1日 / 週の増加，
Placebo では平均0.5日 / 週と予想し，被験者内群間差 = 1 − 0.5 = 0.5
日 / 週とします。標準偏差は同じく被験者内群間差に関する値です。こ
れには，Active と Placebo のペア差の最大値と最小値を予想します。
（Active − Placebo）の最大値は4日 / 週，最小値は − 1日 / 週とすると，
標準偏差 =（最大値 − 最小値）÷ 5で近似されますから，1日 / 週とな
ります。そこで，ES = 0.5/1 = 0.5，ペアの人数は32例（= $8 \div 0.5^2$）
と計算されます。これは総ペア数なので，無作為割付される両グループ
へ16例ずつ割り振ればよいのです。

　ここでは暗算できる簡便法を示しましたが，実際の場面ではソフトを
使う方がよいでしょう。JMP™統計ソフトを使うと（Box 39），必要と
する総ペア数は34例と得られます。JMP™ と簡便法の例数は2例違っ
ています。これは計算誤差ではありません。じつは背景にある理論が異
なります。簡便法では正規分布を仮定しましたが，JMP™ では対立仮
説の下での t 分布（つまり，非心 t 分布）を用いて算出しています。た
だし，ソフトによっては簡便法を搭載しているものも見かけます。

調査人数は1000人を目安 初級

　世論調査などを見ていると，1,000人から2,000人といった規模のも
のが多いようです。その規模の調査は妥当なのでしょうか。

　世論調査などでは，賛成割合などを調べたいということが多いのです
が，このような割合（パーセンテージ）データの場合，誤差幅は最大で

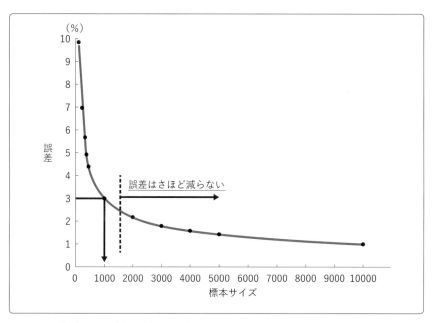

(%)

誤差

標本サイズ

Box 40　標本サイズと誤差の関係

$[2 \times \sqrt{0.5 \times 0.5/n}]$ となることが知られています（正確に言うと，$2 \rightarrow 1.96$）。最大と書いたのは，$P = 0.5$ のとき誤差幅が最大になるからです。実際には P はわかりません。それを知るための調査だからです。

　ここで，n は標本サイズのことです。仮に $n = 100$ の標本だとすると，誤差幅は 10%（= 0.1）になります。標本で 30% という結果が得られても，95% の確率で本当は 20% ～ 40% かもしれないのです。

　標本サイズと誤差幅の関係を Box 40 に示しました。図には誤差と書かれていますが，誤差幅のことです。誤差幅を 5% にすると標本サイズは 400 例ほどですが，これは 20% と 30% の違いを意識しない水準です。ちょっと粗っぽいかと思います。誤差幅を 3% とすると標本サイズは約 1,000 例です。1,500 例あたりからグラフは逆向きになり，これ以上増やしても精度はあまり上がりません。

　調査には非回答があり，それを半分弱見込むことが多いので，実際の調査は 2,000 例近く実施していることが多いかもしれません。また，こ

```
精密医療（Precision Medicine）
    集団医療のEBMから，もっと精密にする医療である。
    部分集団（Subpopulation）を探して，そこへ治療を集中させる。
            オプジーボも2割しか効かない　→2割の効く人を見つけて投与する。
            EGFR抗体陽性という部分集団に限って，抗がん剤を投与する。
    バイオマーカーによるCompanion検査を通じて，効くだろう部分集団を絞る。

個別化医療（Personalized Medicine, Order-made/Tailor-made Medicine）
    一人ひとりに合った治療を施す。オーダーメード治療とも言う。
    精密医療も細かい部分集団へ最適医療を施すので，ある意味個別化医療だろう。
```

Box 41　精密医療と個別化医療

れは興味ある層についての人数です。男女別に推計したいなら，男女ともに 1,000 例が必要です。

精密医療と個別化医療　中級

　EBM とは，1990 年頃に David Sackett らが提唱したパラダイムです。根拠に基づく医療と言いますが，RCT で効果の証明された治療を推奨するものでした。RCT は集団に対する実験研究です。集団というのは，高血圧などざっくり定義したものです。

　精密医療とは EBM を精密化したものです。きめ細かな治療を提供するものです。高血圧でも狭心症があればカルシウム拮抗薬，なければ ACE/ARB などと使い分けるのです。高血圧患者の部分集団を見つけ，その集団に最適な治療を推奨するものです。癌治療ではバイオマーカー検査を実施し，陽性だった患者（部分集団）に投与を絞るのが精密医療です。部分集団を探るための統計手法の開発も進んでいます。

　一方，個別化医療とは一般的な用語です。一人ひとりに合った治療をすることです。オーダーメイドの治療といった感じなのでしょう（Box 41）。

臨床研究の事前登録 [初級]

　2005 年から臨床研究の事前登録制度が始まりました。ヘルシンキ宣言にも書かれています。

　ヘルシンキ宣言には，医学研究は公表しなければならないと書かれています。それにもかかわらず，失敗した研究は眠ってしまうことが多々あります。これを防ぐのが第一の目的です。また，当初の計画からずれてしまう研究も多々あります。事前登録により，当初計画と最終計画の齟齬が明らかになります。選択的報告（スピンと言う）があるのかどうかなど，さまざまなバイアスを防ぐことにつながることでしょう。登録サイトはいろいろありますが，国際認証されたものを使いましょう。日本では，jRCT か UMIN-CTR がよいと思います（Box 42）。

事前登録（Pre-registration）
　　2005 年より一流医学誌で開始
　　WHO の定めた 20 項目を中心に事前登録　→現在は 24 項目
　　臨床研究の開始前に登録する義務
　　　　　実施しても公表しない研究がなくなるように！
　　　　　予定したことから変更があったかを確認できるように！

ヘルシンキ宣言（第 35 項）
　　人間を対象とするすべての研究は，最初の被験者を募集する**前に**
　　一般的にアクセス可能なデータベースに登録されなければならない。

登録サイト
　　　jRCT（国立保健医療科学院）
　　　UMIN-CTR
　　　ClinicalTrials.gov（米国 NIH）
　　　EU-CTR

Box 42　臨床研究の事前登録

第Ⅱ章 記述統計

記述統計と推測統計 初級

　英語では，統計学のことを「Statis-tics」と言います。「Status」，つまり状態を分析する学問のことです。記述統計（Descriptive statistics）と推測統計（Inferential statistics）に分けることがあります（Box 43）。

　記述統計とはデータを記述することです。人口動態調査や患者調査など，データを図や表や数値で表します。「統計」と呼ぶこともあります。一方，推測統計のほうは主に「統計学」と呼びます。

　John Graunt（1620-1674）が記述統計の創始者と言われています。友人である William Petty（1623-1687）といっしょに，イギリス・ロ

記述統計学（Descriptive statistics）
　　　標本データを要約して記述する。
　　　John Graunt は人口統計で，William Petty は経済統計で貢献
　　　Florence Nightingale も記述統計学へ貢献
　　　17 世紀から発展

その後
　　　Thomas Bayes，Carl Friedrich Gauss，Pierre-Simon De Laplace,
　　　Daniel Bernoulli，De Morgan らによる確率論が発展
　　　18 世紀から 19 世紀に発展

推測統計学（Inferential statistics）
　　　推計学と呼ぶこともある。
　　　標本データから母集団を推測する（一般化する）。
　　　帰納法ととらえることもできる。
　　　Karl Pearson，William Gosset，Ronald Fisher らが創始者
　　　20 世紀初頭から発展

Box 43　統計学（Statistics）の分類

ンドンの人口統計を表しました。17 世紀のことです。疫学の父である John Snow（1813-1858）もコレラの死者を地図上に表し，地域ごとに死亡率を示すことで根源である井戸を見つけました。これは 19 世紀のことです。看護師の Florence Nightingale（1820-1910）も記述統計を駆使しました。円グラフを用いて，軍人の死亡原因を分析しました。これも 19 世紀のことです。

推測統計はどうでしょうか。これは，Karl Pearson（1857-1936）や Ronald A. Fisher（1890-1962）らが創始者と言われています。20 世紀初頭のことです。「Inference」という用語がキーワードです。日本で推測統計を導入したとき，私の恩師の増山元三郎先生（1912-2005）は「推計学」と呼びました。九州大学教授だった北川敏男先生（1909-1993）は「推測統計学」と呼びました。記述統計と区別するときは今でも使いますが，どちらも併せて「統計学」へと収束していきました。

グラフ表現 初級

記述統計の手法にグラフ表現があります。グラフは視覚的に訴えるため大変効果的です。代表的なグラフ表現を Box 44 にまとめました。

第一は，文字変数に対するグラフ表現です。Box 45 のような棒グラフ（Bar chart）がもっとも広く使われます。並び順ですが，意味のある順に並べるのが常道です。特に順番がないときは，頻度の多い順に並べることもあります。円グラフ（Pie chart）もよく見かけます。こちらは全体の中での割合が一目瞭然でわかります。並べる順は棒グラフと同様です。論文ではあまり見かけませんが，報告書やプレゼンでは効果的でしょう。

第二は，文字変数同士の関係を示すグラフ表現です。Box 46，47 は出血性事象（順序のない 4 カテゴリー）と発現頻度（順の付いた 3 カテゴリー）の関係が見て取れます。たとえば，「Hemophilia A」および「FXI deficiency」では，症状のない人が多いなどの傾向に気づきます。

文字変数に対するグラフ表現

棒グラフ（Bar chart）
　　　　並びは意味のある順に
　　　　人数の多い順に並べることもある
円グラフ（Pie chart）
　　　　全体の中の割合がわかる

文字変数同士の関係に対するグラフ表現

帯グラフ（Band chart）
　　　　文字変数同士の関係が見られる
　　　　出血性事象と症状発現頻度の関係を見る（Box 47 の例）

数値変数に対するグラフ表現

ヒストグラム（Histogram）
　　　　連続変数の分布型がわかる
　　　　棒グラフに似ているが，バーの間がない
ドットプロット（Dot plot）
　　　　複数のグループごとにプロットして比較できる
箱ひげ図（Box-and-whisker plot）
　　　　ドットプロットの代替
　　　　真ん中50%と最大・最小を一目できる図である
ピクトグラム（Pictogram）
　　　　対象の図（人や建物など）で表現する

数値変数同士の関係に対するグラフ表現

散布図（Scattergram）
　　　　連続変数同士の関係が見られる
　　　　因果なら，X軸に原因変数，Y軸に結果変数を置く

推移をみるためのグラフ表現

折れ線グラフ（Line chart）
　　　　時間（X軸）と指標（Y軸）の推移をみるときによい
　　　　数本描くことで推移のグループ比較もできる

前後変化を見るためのグラフ表現

対応図（Paired plot）

Box 44　いろいろなグラフ表現

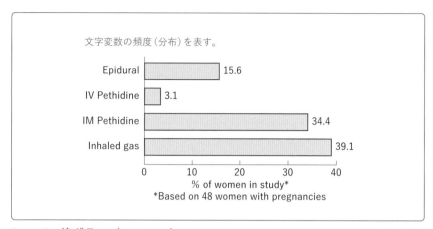

Box 45　棒グラフ（Bar chart）
出典：Medical statistics at glance, 2nd edition, Page 14.

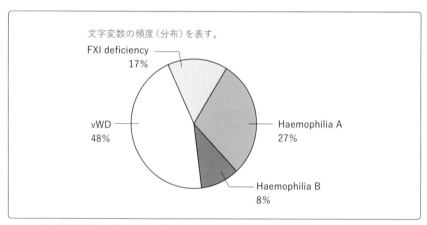

Box 46　円グラフ（Pie chart）
出典：Medical statistics at glance, 2nd edition, Page 14.

　第三は，数値変数に対するグラフ表現です。Box 48 はヒストグラム
（Histogram）です。対称であるとか，この例のように左へ歪んでいるな
ど，分布のかたちが見て取れます。一見すると棒グラフと同じように見
えますが，ヒストグラムでは棒の間は離れていません。数値で連続的だ
からです。

　次はドットプロット（Dot plot）です。縦型のグラフで，データは点で

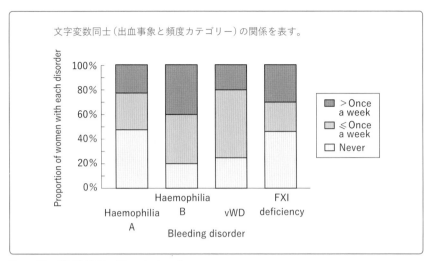

Box 47　帯グラフ（Band chart）
出典：Medical statistics at glance, 2nd edition, Page 14.

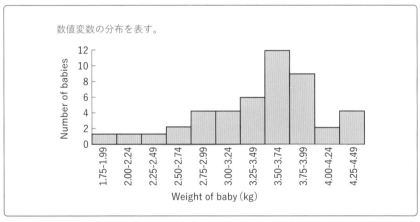

Box 48　ヒストグラム（Histogram）
出典：Medical statistics at glance, 2nd edition, Page 14.

表されています。Box 49 では，中性脂肪値の分布を男女で比較しています。数値変数と文字変数の関係を見るときに便利です。この例では，男性のほうが中性脂肪の値は高く，しかもばらつきの大きいことがわかります。続いて，箱ひげ図（Box and whisker plot）です。ドットプロッ

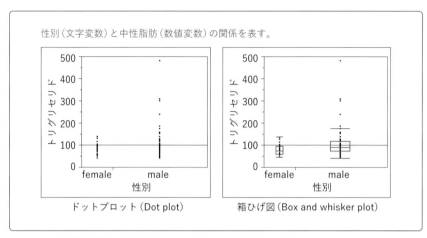

性別（文字変数）と中性脂肪（数値変数）の関係を表す。

ドットプロット（Dot plot）　　　箱ひげ図（Box and whisker plot）

Box 49　数値変数に対するドットプロットと箱ひげ図

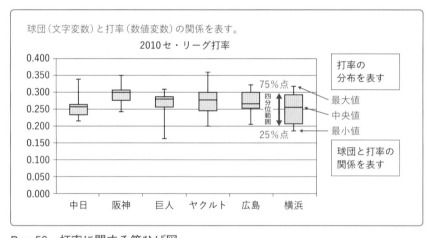

球団（文字変数）と打率（数値変数）の関係を表す。

2010 セ・リーグ打率

Box 50　打率に関する箱ひげ図

［https://bellcurve.jp/statistics/blog/15348.html より転載］

トに箱ひげ図を重ね合わせたのが，Box 49 の右側のグラフです。Box
50 は，球団別の打率の分布を表しています。箱は真ん中 50% を表し，
中間の線は中央値です。箱の上側に 25%，下側にも 25% いることを表
します。Box 49 のように，ひげは最大・最小に設定することもありま
すが，箱の 1.5 倍をひげの長さと設定することもあります。

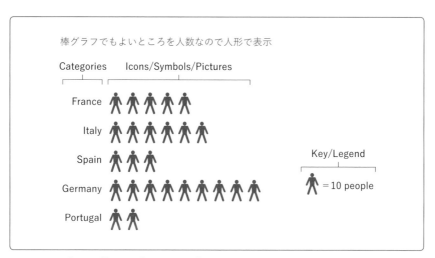

棒グラフでもよいところを人数なので人形で表示

Box 51　ピクトグラム（Pictogram）
［https://datavizcatlogue.com/methods.pictogram.html より転載］

　続いて，ピクトグラム（Pictogram）です。絵図とでも言いましょうか（Box 51），対象を絵で表します。この場合人の数なので，人形で表示しています。このように人形の積み重ねならよいのですが，まとめて一人の人形として表すと，頻度のみならず横幅も広げるかもしれません。そうすると，本来の頻度より多い印象を与えるので注意が必要です。

　数値変数同士の関係を表すには，Box 52 のような散布図（Scattergram）が知られています。この例では，母親の年齢と出生児体重の関係を表しています。高齢ほど出生時体重が重い傾向に気づきます。因果関係の場合，原因となる変数を X 軸，結果となる変数を Y 軸に置きます。Box 52 では直線が引かれていますが，これは因果関係の場合によく見られ，回帰直線と呼ばれています。

　推移をみるためのグラフは，Box 53 のような折れ線グラフ（Line graph）と呼ばれるものです。横軸は時間軸になっている場合が多いです。株価や物価の変動などは折れ線グラフで表します。これにスムーズなカーブを当てはめることがあります。それにより，推移の傾向や今後の予測も可能になります。Box 54 のように，多数の折れ線グラフを同

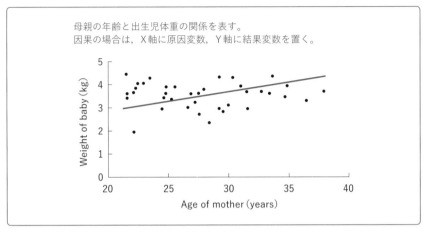

母親の年齢と出生児体重の関係を表す。
因果の場合は，X軸に原因変数，Y軸に結果変数を置く。

Box 52　数値変数同士の関係を表す散布図（Scattergram）
出典：Medical statistics at glance, 2nd edition, Page 14.

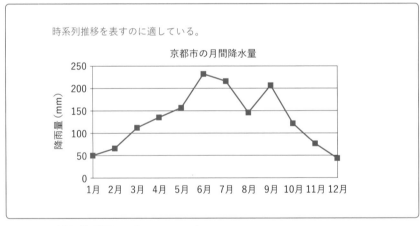

時系列推移を表すのに適している。

京都市の月間降水量

Box 53　折れ線グラフ（Line graph）
[www.meiji-u.ac.jp/me-medinfo/graph_option1 より転載]

時に表すこともあります。この場合，どのグループが特徴的な動きをしているかが見て取れます。

　最後は，対応のあるデータのグラフ表現です（Box 55）。同じ対象について，AとBの治療を受けたときのFEV値をプロットしています。どちらのほうがFEV値は高いかがわかります。前後変化のようなとき

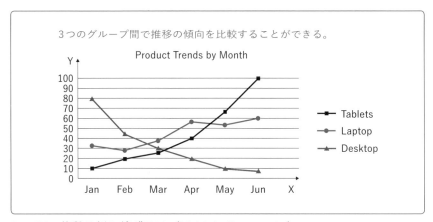

3つのグループ間で推移の傾向を比較することができる。

Box 54　複数の折れ線グラフ（Multiple line graphs）
［「multiple line graph product trend by month」で検索し，画像検索結果の一番左に出てくるグラフを転載］

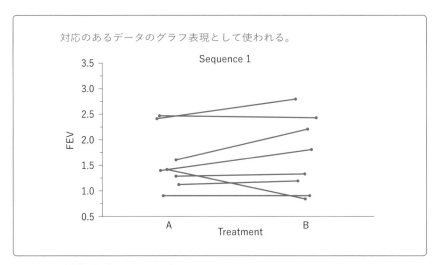

対応のあるデータのグラフ表現として使われる。

Box 55　対応図（Paired plot）
出典：折笠秀樹. 薬理と治療 2016; 44(9): 1261-76.

　もこの対応図（Paired plot）を描くことにより，増加傾向なのか下降傾向なのかが一目瞭然でとらえることができます。
　データのビジュアル化というのは，一つの研究課題にもなっています。いろいろな図示表現のカタログを示したウェブサイトを Box 56 に示し

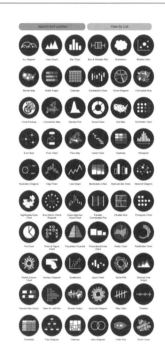

Box 56
データのビジュアル化の
カタログ
[The Data Visualisation Catalogue,
https://datavizcatalogue.com より転載]

ておきました。ここで紹介したグラフだけにとらわれず，いろいろなグ
ラフ表現を自ら工夫していただければと思います。

代表性の指標 　初級

　　データの図示については述べました。データを要約する指標も記述統
計です。中心位置の要約指標としては算術平均が有名ですが，そのほか
に幾何平均などもあります。血中濃度などのように右に歪んだ分布では
幾何平均をよく使います。データを対数変換し，その算術平均を求め，
最後に指数変換して元に戻した値のことです。臨床研究では中央値もよ
く使われます（Box 57）。

　　対称ではない分布のとき，平均値は全体を代表していません。中央値

算術平均（Arithmetic mean）
　　　数字データをすべて足し合わせ，それをデータ数で割った値

$$\bar{y} = \frac{\Sigma_1^n y_i}{n}$$

中央値（Median）
　　　数字の大小で並べ替え，ちょうど真ん中に位置する値

最頻値（Mode）
　　　頻度がもっとも大きいところに位置する値

幾何平均（Geometric mean）
　　　数字データをすべて掛け合わせ，そのn乗根を取った値
　　　数字データの対数に関する平均を求め，最後に指数で戻した値

$$(\Pi y_i)^{\frac{1}{n}} \equiv \sqrt[n]{\Pi y_i} = exp\left[\frac{\Sigma y_i}{n}\right]$$

　　　PKパラメータ（AUC, C_{max}）のように対数変換するデータで使う。
　　　［≡：定義の意］

Box 57　中心位置の指標

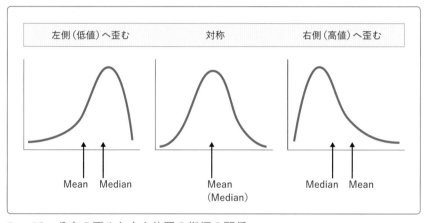

Box 58　分布の歪みと中心位置の指標の関係

とは，分布の面積を半分にする値なので，中間と言うイメージです。こ
ちらのほうが代表値と言えます。分布の頻度最大である最頻値もありま
すが，あまり使われません。Box 58 にこれらの関係を表しました。なお，
対称な分布ではすべての指標は一致します。

散布度の指標 [初級]

　　データの中心位置の次には，散布度を表す要約指標があります（Box 59）。対称な分布では標準偏差（SD = Standard deviation）が使われます。不偏分散は，下記のように（$n - 1$）で割ります。

$$s_{n-1}^2 = \frac{\Sigma_1^n (y_i - \bar{y})^2}{n - 1}$$

　　この平方根

$$s_{n-1} = \sqrt{\frac{\Sigma_1^n (y_i - \bar{y})^2}{n - 1}}$$

が標準偏差です。二乗して平方根を取ったので，元の単位と同じことに注意しましょう。平均（$\bar{y}$）からの偏差の二乗のため，二次モーメントの指標と言われます。不偏の意味については，本章の「不偏分散」（p.62）に記しました。

　　算術平均 $\bar{y}$ は，

$$\bar{y} = \frac{\Sigma_1^n y_i}{n}$$

でわかるように一次モーメントです。

　　標準偏差は大変便利な指標です。正規分布であれば，平均 ± SD は全

散布度（Dispersion），変動/ばらつき（Variation），広がり（Spread）などと呼ぶ。

指標
　　標準偏差（Standard deviation, SD）

$$s_{n-1} = \sqrt{\frac{\Sigma_1^n (y_i - \bar{y})^2}{n - 1}}$$

　　分散（Variance）＝標準偏差$^2 = s_{n-1}^2$
　　　　　　不偏分散（$n - 1$で割るのが，偏りのない推定値）

　　四分位範囲（Interquartile range, IQR）
　　　　　　（25%点，75%点）

　　範囲（Range）
　　　　　　（最小値，最大値）＝（0%点，100%点）

Box 59　散布度の指標

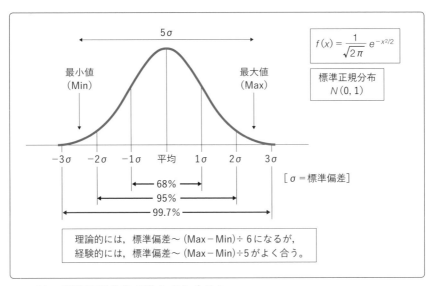

図中:
- 5σ
- $f(x) = \dfrac{1}{\sqrt{2\pi}}\, e^{-x^2/2}$
- 標準正規分布 $N(0,1)$
- 最小値（Min）
- 最大値（Max）
- -3σ -2σ -1σ 平均 1σ 2σ 3σ
- ［σ＝標準偏差］
- 68%
- 95%
- 99.7%
- 理論的には，標準偏差〜(Max − Min)÷6になるが，経験的には，標準偏差〜(Max − Min)÷5がよく合う。

Box 60　標準正規分布で覚えておくこと

体の68％（2/3），平均±2SD（正確には2→1.96）は全体の95％です（Box 60）。平均±3SDは全体の99.7％です。99％なら，平均±2.58SDです。偏差値は平均50点でSD10点なので，偏差値60だと上位16％あたりです。知能指数は平均100点でSD15点なので，それが145を超えるのは，千人に一人くらいだとわかります。

　分布が対称でないとき，標準偏差は大きな値になることがあります。SDが平均に近づくと深刻です。平均＝標準偏差で思い出す分布は指数分布です。右側へひどく歪んでいます（Box 61）。このとき，標準偏差の値を誤解してしまいます。平均±SDでほぼ2/3の人が含まれているとは限りません。その代わりに使われるのが四分位範囲(IQR)です(Box 62)。分布を四等分した真ん中50％の範囲のことです。箱ひげ図で言うと，箱の部分がIQRです。ばらつきが大きいとその範囲は広がるはずです。分布がほぼ対称なら平均値と標準偏差，非対称なら中央値と四分位範囲を用います。

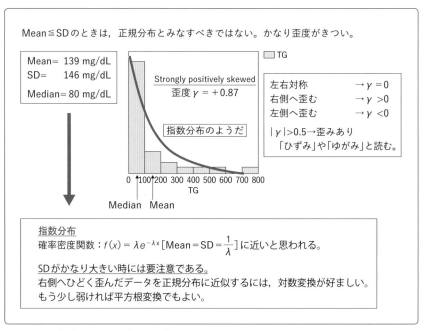

Mean≦SDのときは，正規分布とみなすべきではない。かなり歪度がきつい。

Mean= 139 mg/dL
SD= 146 mg/dL
Median= 80 mg/dL

☐ TG

Strongly positively skewed
歪度 γ = ＋0.87

指数分布のようだ

左右対称 →γ＝0
右側へ歪む →γ＞0
左側へ歪む →γ＜0

|γ|＞0.5→歪みあり
「ひずみ」や「ゆがみ」と読む。

0 ↑100↑200 300 400 500 600 700 800
TG

Median Mean

指数分布
確率密度関数：$f(x) = \lambda e^{-\lambda x}$ [Mean＝SD＝$\frac{1}{\lambda}$] に近いと思われる。

SDがかなり大きい時には要注意である。
右側へひどく歪んだデータを正規分布に近似するには，対数変換が好ましい。
もう少し弱ければ平方根変換でもよい。

Box 61　強く歪んだ分布の見分け方

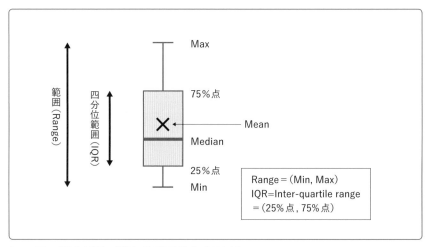

Max

75％点

Mean

Median

25％点

Min

範囲（Range）

四分位範囲（IQR）

Range＝（Min, Max）
IQR=Inter-quartile range
＝（25％点, 75％点）

Box 62　箱ひげ図（箱とひげで分布を表す）

標準偏差を暗算する [初級]

　データを並び替えれば，その真ん中が中央値ですから，中央値はすぐ
にわかります。ほぼ対称なら平均値〜中央値ですから，平均値もわかり
ます。散布度はどうでしょうか。範囲（＝最大－最小）を求め，

　　　標準偏差〜範囲÷5

で予想します（Box 60）。平均±2SD の誤差部分 4SD が 95% を占める
ので，100% は 5SD と見立てるのです。99.7% が 6SD だから 6 で割っ
たほうがよいと思うかもしれませんが，実際には 5 で割ったほうが近く
なります。信じられない人は，実際のデータで確かめてみてください。
ほぼ対称なデータでないとだめです。例数設計のとき，標準偏差の予想
値が必要なことがあります。最大・最小が予想できれば，簡単に標準偏
差も予想できるのです。

歪度と尖度 [中級]

　平均はそのまま求めるので一次モーメント，標準偏差は二乗して求め
るので二次モーメントです。三乗で求める三次モーメントは歪度
（Skewness）です。分布の歪みを表します。右側へ歪むと正の値，左
側へ歪むと負の値，完全対称だと 0 を取ります。

　検査値は右側（高値）へ歪むことが多く，QOL や平易な問題の得点
は左側（低値）へ歪むことが多くなります。絶対値が 1 を超えると，か
なり歪んでいます。0.7 を超えるとやや歪んでいるとみなします。0.5
未満であればほぼ対称と見てよいでしょう。

　ちなみに，四次モーメントは尖度（Kurtosis）と言います。分布が尖
っている程度と言いたいところですが，むしろ分布の裾の分厚さを示す
指標です。長く裾が続くと尖度は正の値，一様分布のようにパッと途切
れると尖度は負の値を取ります。正規分布の尖度は 0 です。詳しくは，
第IV章　「正規性の確認」（p.112）で扱います。

不偏分散 　中級

　推定量の性質に不偏性（Unbiasedness）があります。母集団値を正しく言い当てていることです。確率論的に言うと，推定量の期待値が母集団値に一致することです。経験的には，母集団から抽出した標本で繰り返し推定すると，推定値の標本分布の平均値が母集団値になることです。ちなみに，推定量とは確率変数に用い，計算された値は推定値と言います。

　通常の標本平均はデータを足して，標本サイズ n で割りますが，これは母平均の不偏推定量です。割合の推定量は，$y_i = 0 \ or \ 1$ と置いたときの平均に等しいので，同様に標本サイズ n で割ったパーセントは母割合の不偏推定量です。

　母集団の分散，すなわち母分散の不偏推定量は何でしょうか。母分散は，

$$母分散 \ (\sigma^2) = \frac{\Sigma_1^N (Y_i - \bar{Y})^2}{N} \quad (N は母集団サイズ)$$

で定義されます。この母分散の推定値としては，

$$標本分散 \ (s_n^2) = \frac{\Sigma_1^n (y_i - \bar{y})^2}{n} \quad (n は標本サイズ)$$

がよさそうに思いますが，じつはこれは不偏推定量ではありません。

$$不偏分散 \ (s_{n-1}^2) = \frac{\Sigma_1^n (y_i - \bar{y})^2}{n-1} = \frac{n}{n-1} \times 標本分散$$

これが不偏分散です。代数計算により，

$$E[s_{n-1}^2] = \sigma^2$$

が証明されます。不偏分散の期待値は母分散に一致するので，これが不偏推定量だとわかります。

　経験的にはどうでしょうか。標準正規分布に従う母集団から，サイズ10例（$n = 10$）の無作為標本を1,000個抽出しました。母集団が標準正規分布なので母分散は1です。1,000個の標本ごとに，n で割る標本

標準正規分布（母平均0, 母分散1）から確率抽出された1,000個の標本（標本サイズ10例）で計算された標本分散の平均値は，母分散（＝1）より約7%小さかった。不偏分散は標本分散の 10/9 ＝ 1.1 倍なので1.02となり，不偏分散のほうが母分散に近いことがわかる。

$$標本分散 = \frac{\sum_1^n (y_i - \bar{y})^2}{n} = \frac{n-1}{n} \times 不偏分散$$
$$= \underline{0.9288}$$

$$不偏分散 = \frac{\sum_1^n (y_i - \bar{y})^2}{n-1} = \frac{n}{n-1} \times 標本分散$$
$$= 10/9 \times 0.9288 = \underline{1.032}$$
→こちらの方が母分散に近い。

0.9288

Box 63　標本分散は不偏推定量ではない

分散と $(n-1)$ で割る不偏分散を求めました。n で割る標本分散のほうの標本分布が Box 63 です。1,000 個の標本分散推定値の平均は 0.9288 であり，母分散 1 からかけ離れています。偏った推定値です。

　一方，$(n-1)$ で割る不偏分散推定値の平均は 1.0320（＝ 10/9 × 0.9288）であり，こちらのほうが母分散 1 に近いことがわかります。シミュレーションによって，経験的にも $(n-1)$ で割ったほうがよいとわかります。

患者背景の数値　初級

　ほぼ対称な分布をする数値データの場合，平均と標準偏差を示します。

［数値］
Age
　　Mean（SD）　　　→60.5（11.2）

Body mass index
　　Median（IQR）　　→26.9（24.2, 30.8）
［文字］
Smoker　*n*（%）　　→50（33%）

Box 64　患者背景の記載事例

「平均 ± SD」という形式よりも，「平均（SD)」と提示するのがお勧めです（Box 64)。「±」というと何やら範囲を示しているようですが，単に 2 つの指標を示すだけだからです。

　対称ではない数値データなら中央値と四分位範囲ですが，「中央値（25% 点，75% 点)」と提示するのがお勧めです（Box 64)。文字データの場合，人数（%）で表すことが多いでしょう。ただし，雑誌の投稿規定に従うことが大前提です。

数字の精度　初級

　平均値や標準偏差の数値は，必要以上に細かい数値を示すべきではありません。有効数字をよく考えてください。元の測定精度と同じ，あるいは 1 桁細かいくらいが目安ではないかと思います（Box 65)。

　臨床的意味もよく考えましょう。QOL などは，小数まで出す意味は少ないでしょう。また，BMI は小数 1 位のデータで取られていても，それより 1 桁細かい小数 2 位まで示す必要はないでしょう。年齢が○年○ヵ月で取られていたとしても，整数または小数 1 位で十分です。また，100 人に満たないとき，パーセントの小数点は意味がありません。男性比を示すときの 55.3% などの小数位も意味がないと思われます。これも雑誌の投稿規定があればそれに従いましょう。

平均値の精度
　　　　元の単位より1つ細かいところまで
　　　　血圧値（mmHg）　→少数1位まで

臨床的意味をよく考えて
　　　　BMIの単位　30.13 kg/m²　→30.1 kg/m²
　　　　年齢の単位　68.22歳　→68.2歳

パーセントの小数位はほぼ不要
　　　　100人未満のデータでは，小数位は有効数字外である。
　　　　男性比55.3%は細かすぎる。　→55%で十分だろう。

Box 65　数字の精度

重複掲載は避けよう。

表は，数値を示すのに適する。
　　　　患者背景は表が多い。
　　　　エンドポイントの結果は表が多い。

図は，全体像を視覚的に示せる。
　　　　患者の流れ図（Flow-chart）は図で示す。
　　　　観察測定値のチャートは図で示す。
　　　　アウトカム指標の経時変化などは図が多い。

Box 66　図と表の使い分け

図表の使い分け　初級

　　図と表の両者で，同じような数値を示すのは避けましょう（Box 66）。原則，表は数値を示したいときに適していますので，患者背景や主要エンドポイントの結果は表示が適しています。

　　一方，図は全体像を視覚的に示すのに向いています。患者フローチャートは当然図示でしょうし，観察測定チャートも図示がよいでしょう。指標の経時変化なども図示がよいでしょう。

標準化差 中級

　患者背景を比較することは大切なことです。臨床論文では第一の表で示されることが多いようです。ここではどういった患者層が組み入れられたのかを見ます。続いて，比較群がほぼ同じ背景になっているのかを見比べます。無作為化比較試験は患者背景を自動的に類似させますが，確認しておくことは必要なことです。

　類似性を P 値で示すことがありますが，あまり好ましくないと思います。その理由としては，第一に，背景の差を検出する目的ではないからです。$P > 0.05$ なら類似と結論できません。逆に，$P < 0.05$ だから偏りがあるわけでもありません。偏りは「Bias」なので，あまりよい用語ではありません。不均衡（Imbalance）のほうが適切でしょう。じつは，不均衡を示す背景因子が予後因子にもなっていると，交絡バイアスを招く恐れがあるのです。こうなると結論に偏りが生じます。

　第二に，P 値は不均衡度だけでなく，例数にも影響を受けます。1,000 例を超えるような試験では，血圧値 1 mmHg の違いであっても $P < 0.05$ になりえます。逆に，100 例を下回るようだと大きな不均衡でも $P < 0.05$ になりません。

　不均衡度を見るには，標準化差（Standardized difference）がよいでしょう（Box 67）。臨床論文でもたまに見かけるようになってきました。

　この標準化差ですが，Jacob Cohen が提唱しました（*Cohen J. Statistical power analysis for the behavioral sciences*, *2ⁿᵈ edition*, *1988.*）。これを使うと，単位に依存せず不均衡度が見られます。標準偏差で割って標準化しているからです。標準化差が 0.2 を超えたら小さな不均衡，0.5 だと中程度の不均衡，0.8 だと大きな不均衡です。不均衡が見えたら共変量の調整解析をすべきでしょう。対象者の背景因子のことを，統計用語では共変量と呼びます。それが交絡因子（つまり結果変数とも関係する）なら，調整解析しないと偏った推定値が得られます。

標準化差＝Cohen's d ＝差÷（差の）標準偏差

背景因子	A群	B群	標準化差
年齢	68.1（13.8）*	63.4（12.4）*	0.358
女性割合	37%	29%	0.168

*平均（SD）

連続値の場合

$$標準化差 = \frac{(\bar{X}_A - \bar{X}_B)}{\sqrt{\dfrac{S_A^2 + S_B^2}{2}}} = \frac{(68.1 - 63.4)}{\sqrt{\dfrac{13.8^2 + 12.4^2}{2}}} = \frac{4.7}{\sqrt{172.1}} = \frac{4.7}{13.12} = 0.358$$

二値の場合

$$標準化差 = \frac{(\hat{p}_A - \hat{p}_B)}{\sqrt{\dfrac{\hat{p}_A(1 - \hat{p}_A) + \hat{p}_B(1 - \hat{p}_B)}{2}}}$$

$$= \frac{(0.370 - 0.291)}{\sqrt{\dfrac{0.370(1 - 0.370) + 0.291(1 - 0.291)}{2}}} = \frac{0.079}{\sqrt{0.220}} = 0.168$$

目安

Cohen's d		
0.2	Small	
0.5	Medium	
0.8	Large	

Box 67　標準化差（Standardized difference）

正規分布 　中級

　　正規分布は一峰性の鐘型で，平均値の周りに対称な分布です。2つの
パラメータがあり，1つは平均（μ），もう一つは標準偏差（σ）です。
最小二乗法を導入したドイツ人数学者 Carl Gauss（1777-1855）が
1809 年に提唱したという説がありますが，それ以前に Abraham de
Moivre（1667-1754）が 1738 年に提唱したとする説もあります。また，
中心極限定理を証明したフランス人数学者 Pierre-Simon Laplace
（1749-1827）が数式を導いたとされます。

　　正規分布は Normal distribution のことですが，Gaussian distribution

や Laplace-Gauss distribution と呼ぶこともあります。広田訳の本を見ると、「ラプラス・ガウス分布」と書かれていました（アンドレ・ヴェスロー 著, 広田純 訳 : 改訳 統計学の知識. 文庫クセジュ ; 1969. p.44.）。

　正規分布には便利な性質があります（Box 60）。平均±標準偏差の面積は 68％（= 2/3）です。平均 ± 1.96 ×標準偏差の面積は 95％ です。平均 ± 2.58 ×標準偏差の面積は 99% です。これはほぼ 100％なので、標準偏差＝範囲÷5 という簡便式を紹介しました。こうしたことは、正規分布の式を積分すれば求まります。確率変数 Y が平均 μ で標準偏差 σ の正規分布に従うとき、次のように表します。

$$Y \sim N\ (\mu,\ \sigma^2)\ [\sim は従うという意味]$$

確率変数 Y を標準化すると、Z の平均は 0 で標準偏差は 1 です。

$$Z = \frac{Y - \mu}{\sigma} \sim N\ (0, 1)$$

Z の分布を標準正規分布と呼びます。その確率密度関数は下記のとおりです。

$$f\ (z) = \frac{1}{\sqrt{2\pi}}\ e^{-\frac{z^2}{2}}$$

二乗項があるので、分布は対称だとわかります。

第Ⅲ章 推測統計

母集団と標本 　初級

　母集団（Population）とは作業仮説が成立する集団のことを表す統計用語です。ほぼ同義で，医学分野ではターゲット集団と言うこともあります。

　統計学では母集団すべてを調べなくても，その一部分だけ調べることで母集団を推測します。母集団から取られたデータのことを，標本（Sample）と言います。標本抽出のことです。標本から母集団を帰納するのが推測統計です（Box 68）。

　推測統計学のほうが自然かもしれませんが，ここではあえて記述統計に合わせて，「学」を取りました。また，私の恩師の増山元三郎先生は「推

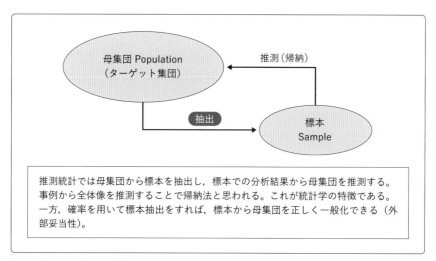

Box 68　母集団と標本

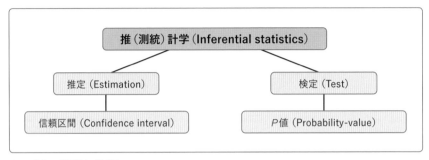

Box 69　推定と検定

計学」と称していました。

　推測統計には検定と推定とがあります（Box 69）。高齢者と非高齢者で自民党支持割合は同じ，という作業仮説を取り上げます。この仮説の真偽を決めるのが検定（Test）です。高齢者と非高齢者の自民党支持割合はどれくらいか，これを言うのが推定（Estimation）です。

　点推定では１つの値で言い当て，区間推定では幅として言い当てます。選挙の出口調査では，投票を終えた人の一部が標本になります。標本となった人に調査をして，その結果から全投票者の状況を推測（推計）するのです。一部なので全体と一致はしないでしょう。しかし，無作為に抽出された標本であれば，ほぼ言い当てることができます。

　数学では演繹が主ですが，統計学は帰納が主になります。母集団（全体）から標本（一部）を導くのは演繹ですが，標本（一部）から母集団（全体）を導くのは帰納です。

頻度論流とベイズ流　上級

　推測統計は頻度論流（Frequentist）が主流ですが，根強い流儀としてベイズ流（Bayesian）があります（Box 70）。

　ベイズ流の統計家は少数派であり，たとえば新薬審査ではベイズ流は特殊な例を除いて認められていません。歴史的に見ますと，ベイズ流のほうが古いものです。ベイズは人の名前であり，イギリス人の統計家

推測統計（Inferential Statistics）
　　標本（データ）から母集団（全体）を推測する統計学　→ベイズ流と頻度論流がある。
　　記述統計（Descriptive statistics）とは対照的

ベイズ流推測（Bayesian inference）
　　Thomas Bayes に起因する。
　　事前確率［P（Hypothesis）］を用いた。
　　20世紀以前に主流だった。

Thomas Bayes（1702-1761）
https://en.wikipedia.org/
wiki/Thomas_Bayes

頻度論流推測（Frequentist inference）
　　Ronald A. Fisher，Jerzy Neyman，Egon S. Pearson に起因する。
　　尤度［P（Data|Hypothesis）］を用いた。
　　20世紀以降，主流である。

Ronald A. Fisher
(1890-1962)
http://www.42evolution.org/
ronald-a-fisher/

有意性検定（Significance testing）を掲げた。

Jerzy Neyman
(1894-1981)
https://www.umass.edu/wsp/
resources/tales/neyman.html

Egon S. Pearson（1895-1980）
https://errorstatistics.com/2013/
08/13/blogging-e-s-pearsons-
statistical-philosophy/

Neyman-Pearson Lemma で有名　→仮説検定（Hypothesis testing）を掲げた。

Box 70　ベイズ流と頻度論流の推測統計

　Thomas Bayes（1702-1761）のことです。推測統計に登場する人物の
素顔を Box 71 に表しました。
　ベイズ流では確率を主観確率としてとらえていますが，頻度論流では
相対頻度で確率を定義しています。そのことから頻度論流という名前で
呼ばれるようです。頻度論流は Ronald A.Fisher（1890-1962），
Neyman-Pearson 原理の Jerzy Neyman（1984-1981）と Egon S.Pearson
（1895-1980）に起因すると言われています。
　ベイズ統計を口にすると異端者のように思われますが，ベイズ流はい
ろいろなところで使われています。

Box 71　推測統計で登場する人物

推測方式 [上級]

　ベイズ流と頻度論流の推測方式があると書きました。ベイズ流では事前確率にデータを結合させた事後確率を用いて，仮説の真偽を推測します。ここではパラメータは変動し，データが固定と仮定しています（Box 72）。データは1つのみです。

　一方，頻度論流ではデータを取り，確率を頻度として求め，それによって仮説の真偽を推測します。ここでは逆に，パラメータは固定，データが変動すると仮定しています。

　頻度論流にはフィッシャー流とネイマン・ピアソン流があります。フィッシャー流では標本データは1つのみですが，ネイマン・ピアソン流では標本データは母集団から繰り返し抽出されることを想定しています（Box 72）。その意味では，現在主流のネイマン・ピアソン流が頻度論

Box 72　推測方式の分類

流の典型と言えるでしょう。

標本分布 　中級

　標本として取られたデータを用いて，統計量（Statistic）を計算します。データから計算される値が統計量です。

　平均値は1つの統計量です。後で登場するt値も統計量です。母集団から標本を繰り返し抽出すると，そのたびに統計量が計算されます。統計量の分布のことを標本分布（Sampling distribution）と言います。実際には標本は1つしかないので，標本の反復抽出は頭の中で考えているだけです。

　n例からなる標本データで，平均（$\bar{x}$）と標準偏差（s）を算出して，

$$t = \frac{\bar{x}}{s / \sqrt{n}}$$

でt値を計算します。標本データが100個あれば，100個のt値が計算されます。その分布がt分布で，その自由度v（ニューと読む）は（$n - 1$）です。その密度関数は大変複雑な式で表されます（Box 73）。

　ペンネーム Student の William Gosset（1876-1937）がその式を導い

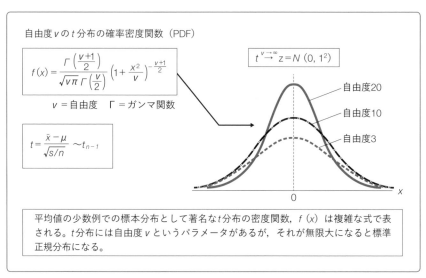

自由度 v の t 分布の確率密度関数 (PDF)

$$f(x) = \frac{\Gamma\left(\frac{v+1}{2}\right)}{\sqrt{v\pi}\,\Gamma\left(\frac{v}{2}\right)}\left(1+\frac{x^2}{v}\right)^{-\frac{v+1}{2}}$$

$$t \overset{v\to\infty}{\to} z = N(0, 1^2)$$

v = 自由度　Γ = ガンマ関数

$$t = \frac{\bar{x}-\mu}{\sqrt{s/n}} \sim t_{n-1}$$

自由度20
自由度10
自由度3

平均値の少数例での標本分布として著名な t 分布の密度関数, $f(x)$ は複雑な式で表される。t 分布には自由度 v というパラメータがあるが, それが無限大になると標準正規分布になる。

Box 73　Student の t 分布

Test	Originator	Date
χ^2 検定 (Chi-square test)	Karl Pearson	1900年
t 検定 (t-test)	William Gosset	1908年
F 検定 (F-test, or ANOVA)	Ronald Fisher	1924年

Box 74　代表的な3つの検定手法

たのは, 1908年のことでした。じつは, Student's t distribution と命名したのは Ronald Fisher だと言われています。広田訳の本の中には,「ステューデント・フィッシャー分布」と書かれています（アンドレ・ヴェスロー 著, 広田純 訳: 改訳 統計学の知識. 文庫クセジュ; 1969. p.77.）。

　平均値から派生した統計量の標本分布は t 分布でしたが, 分散からだと標本分布は χ^2 分布, 分散比からだと標本分布は F 分布です。級間分散÷級内分散のことを F 比と呼び, F 検定は分散分析とも呼ばれます。

　t 検定, χ^2 検定, F 検定, これらの3つは代表的な検定として知られています（Box 74）。

標準誤差 [中級]

　SD は「Standard Deviation」の略で，標準偏差と訳します。SE は「Standard Error」の略で，標準誤差と訳します。SD はデータのばらつきを表し，SE は推定値のばらつき（精度）を表します。

　「Describe（記述）」が SD，「Estimate（推定）」が SE と覚えます。

　患者背景を表すときは SD を使い，データのばらつきを表します。結果指標の推定値を表すときは SE を使い，推定精度を表すのです。

　結果指標が体重であれば，平均体重が推定値になります。平均体重のばらつきを表すのが SE です。平均体重は 1 つの数値にすぎないので，そのばらつきは考えにくいです。そこで必要になるのが標本分布の考え方です。

　標本抽出のたびに平均体重が求められ，その分布が平均体重の標本分布です。平均体重の標本分布の SD のことを SE と呼びます。一般に，推定値の SD のことを SE と呼びます。平均値の SE は，特に，SEM（Standard error of the mean）と呼ぶことがあります。

$$\mathrm{SEM} = \frac{\mathrm{SD}}{\sqrt{n}}\ (n\ は標本サイズ)$$

のように，平均体重のばらつき（SEM）は体重のばらつき（SD）の $1/\sqrt{n}$ です。

　割合の場合はどうでしょう。n 人の標本で喫煙者が r 人いたとします。喫煙割合は，$p = r/n$ で推定されます。多数の無作為標本で喫煙割合を求め，その標本分布を考えます。その SD が喫煙割合（p）の SE ですが，

$$\mathrm{SE} = \sqrt{\frac{p\,(1-p)}{n}}$$

と求められます。$p = 0.5$ のときに，SE は最大になることがわかります。平均と同じように，SE は $1/\sqrt{n}$ での割合で小さくなります。

　SE は平均や割合に対してだけとは限りません。オッズ比もハザード比も回帰係数も，それらの推定値の SD のことを SE と呼びます。推定

値の精度を表すのが SE と思えばよいでしょう。推定精度が高いほど SE は小さくなります。

信頼区間と P 値 中級

　推測統計の二大ツールが信頼区間（Confidence interval, 略して CI）と P 値（Probability-value）です。

　信頼区間は推定で，P 値は検定で使われます。作業仮説の真偽を有意または非有意で二分するのが検定ですが，その際，確率値，すなわち P 値を計算します。ある仮説の下で，現データの出る確率が P 値です。正確に言うと，現データあるいはそれより仮説から外れたデータの出る確率です。P 値が小さければ，その仮説は怪しいと思われます。通常，$P < 0.05$ で統計学的有意（Statistically significant）とします。5％未満とはまれなことを意味しており，その仮説の下で起こりえないと考えます。そして，その仮説を「偽」と推測するのです。

　真偽の別を推測するのが検定ですが，推定は関心ある統計量の値を示します。視力の男女差に関心があれば，その差を推定します。一つの値で推定する点推定に加えて，区間でも推定します。95％の確率（信頼度）で区間推定を行うことが通常です。これを 95％信頼区間（95%CI）と言います。正規近似できる推定量の場合は，

$$95\%CI = 推定量 \pm 1.96 \times SE$$

で表せます。90％（係数値は 1.65）や 99％（係数値は 2.58）の信頼度で推定することもあります。信頼度を下げると区間は狭まり，外れる可能性が上がります。

　一方，信頼度を上げると区間は広がり，外れる可能性は下がります。少数例（n 例）の平均値では，自由度（$n-1$）の t 分布に従うため，

$$95\%CI = 平均値 \pm t_{n-1} \times SE$$

で表せます。

結果の精度 　初級

　患者背景には SD を用い，結果には SE を用います。標本での結果を
母集団へ推測するためだからです。

　正規近似を前提にすると，平均± 1.96 × SE は 95%CI なので，SE の
代わりに 95%CI を示してもよいと思います。

　測定時点が多数あるグラフ表示の場合，SE あるいは 95%CI を示すと
煩雑になることがあります。そのような場合，SE や CI の上下のひげは
取り除いたほうが見やすいでしょう。

　また，例数が膨大だと SE はすごく小さくなることがあります。ひげ
を付けてもほとんどわかりません。そのようなときもひげを取り除くか，
95%CI に変えたほうがよいでしょう。

　読者に見てもらうという観点から，臨機応変な対応を考えましょう。

ネイマン・ピアソン流の95%信頼区間 　中級

　頻度論流とベイズ流のところで，3 種類の推測方式を書きました。そ
れぞれ信頼区間の定義が異なります。

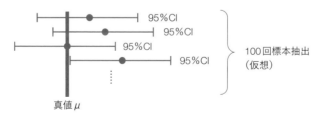

Pr（x < μ < y） = 0.95 となる [x, y]が，μ に対する 95%CI である。
　95/100 の確率で μ を含む区間であり，標本抽出の考え方が必要となる。
　100 回標本（データ）を取り，100 個の 95%CI を求めたとき，95 個が真値 μ を含む。

実際には 100 回データは取らないので，それを確かめることはできない。

Box 75　95% 信頼区間の定義

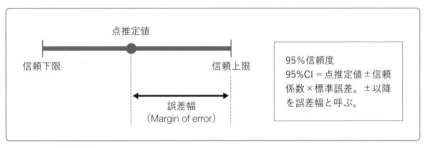

Box 76　誤差幅

第一はネイマン・ピアソン（NP）流です。現在，主流として使われているのがこれです。Pr（x < μ < y）= 0.95 となる [x, y] なる区間，これが NP 流の 95%CI です（Box 75）。Jerzy Neyman（1894-1981）が1937 年に論文を著しました。NP 流は頻度論に基づくので，100 回標本抽出を行って 95％信頼区間を描くと，その中の 95 個が真値（μ）を含むという解釈になります。これではなんだかよくわかりません。データは一つしかないのに，100 回データを取ったとしたらなどと仮定しているからです。そこで，「真値 μ は区間 [x, y] にあると 95％確信できる」と思いましょう。

95％信頼区間を求めるための基本公式は，「推定値 ± 信頼係数 × SE」です。割合のように，標本分布が標準正規分布で近似できる場合は，「推定値 ± 1.96 × SE」で表されます。99％信頼区間は，「推定値 ± 2.58 × SE」となり，95％信頼区間より広がります。99％確信とするには，広げて推定しておく必要があります。ここで，95％のことを信頼係数と呼びます。信頼区間の下限を信頼下限，上限を信頼上限と呼びます。± 以降を誤差幅（Margin of error）と呼びます（Box 76）。精度の高い推定だと，誤差幅は小さくなります。

ベイズ流の95％信頼区間　上級

ベイズ流では信用区間（Credible interval）と呼びます。パラメータ

Box 77　3つの推測方式

θ に関する事後確率分布 P（$\theta|Data$）に基づき，95％信用区間を，

$$P（a < \theta < b|Data）= 0.95$$

となる区間 [a, b] で定義します（Box 77）。ベイズの定理は，

$$事後確率 \equiv P（\theta|Data）= \frac{P（\theta）P（Data|\theta）}{P（Data）} \propto P（\theta）\, P（Data|\theta）$$
$$\equiv 事前確率 \times 尤度$$

として知られます。

　確率のオッズをとると尤度比となり，ベイズ流では，ベイズ因子と呼びます。じつはこの定理，Thomas Bayes の死後，1763年に出版されました。仏人の Pierre-Simon de Laplace（1749-1827）も1774年に同じことを思いつきました。彼は，De Moivre が1730年頃初めて導入したとされる中心極限定理を，1810年頃数学的に証明したことでも有名です。

　ベイズ流でネックとなっていた事前分布に，彼は一様分布（Uniform distribution）を仮定すればよいと1774年に提唱しました。これはラプラスの仮定（Laplacian assumption）として知られます。ベイズ流，

Box 78　尤度（Likelihood）

　つまり「Bayesian」と命名をしたのはRonald Fisherで，1950年のことのようです。

　尤度（Likelihood）とは，事前確率θが正しいとき，観測データが出現する尤もらしさ（確率）のことです（Box 78）。尤度が大きければ（1に近ければ），データは事前確率に適合しているので，事後確率分布と事前確率分布はほぼ同じです。尤度が小さければ（0に近ければ），データから見て事前確率は尤もらしくないので，事後確率分布は大きく修正されます。

　ベイズ流ではこの事後確率の分布を利用して，パラメータθを推定するのです。事後確率分布の両端2.5％ずつを切り取り，真ん中95％の区間が95％信用区間です。95％の確率でパラメータθが含まれる区間と解釈されます。

フィッシャー流の95％信頼区間　上級

　ベイズ流では事後確率分布を用いますが，それは逆確率，$P(θ|Data)$としてとらえられていました。フィッシャーも逆確率のことを最初のうち考えていました。その後，直接確率，$P(Data|θ)$から尤度（Likelihood）という概念にたどり着きました。

　さらに，基準確率（Fiducial probability）という概念を打ち出しました。英語は「Fiducial」ですが，ラテン語の「fiducia（フィドゥチャと発音）」由来です。「Faith/Trust（信念・信条・信用・信頼）」という意味のほかに，「Standard（基準）」という意味もあります。すでにベイズが

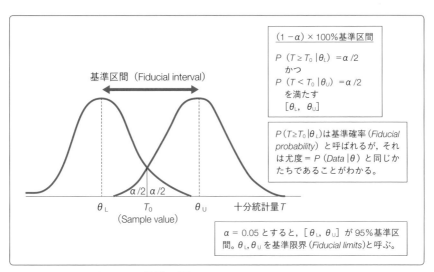

基準区間（Fiducial interval）

$(1-\alpha) \times 100\%$基準区間

$P\ (T \geq T_0 \mid \theta_L) = \alpha/2$
　かつ
$P\ (T < T_0 \mid \theta_U) = \alpha/2$
　を満たす
　$[\theta_L,\ \theta_U]$

$P(T \geq T_0 \mid \theta_L)$は基準確率（*Fiducial probability*）と呼ばれるが，それは尤度＝$P\ (Data \mid \theta)$と同じかたちであることがわかる。

$\alpha/2$ $\alpha/2$

θ_L　T_0　θ_U　十分統計量T
（Sample value）

$\alpha = 0.05$とすると，$[\theta_L,\ \theta_U]$が95％基準区間。θ_L, θ_Uを基準限界（*Fiducial limits*）と呼ぶ。

Box 79　フィッシャーの基準区間

「Credible」，ネイマンが「Confidence」を使っていたので，フィッシャーは別の「Fiducial」を使ったと思われます。

　この単語は簡易辞書には載っていない，ちょっと高尚な英語です。「信用・信頼」のほかに「基準」という意味が備わっていたので，最適だと思ったのでしょう。「Fiducial line（基準線）」が事例に挙がっています。Feinstein によると，「Confidence」は「保証（Assurance）」や「自信」という意味合いが強く，むしろ「Fiducial（信用・信頼）」のほうが適した英語だと言っています（*Feinstein AR. Clin Pharmacol Ther. 1973;14（4）:607.*）。

　基準確率は$P\ (T \geq T_0 \mid \theta)$なので，直接確率や尤度と同じ線上にあります。事前確率分布を仮定することなしに，パラメータに関する基準分布を定義したのです。それは，尤度関数に基づいた推測であることがわかります。フィッシャー流では，95％基準区間は尤度関数で定義されます。

　標本統計量T_0以上の確率が2.5％となるような分布パラメータθ_L，T_0未満の確率が2.5％となるような分布パラメータθ_Uが，95％基準区

間の下限・上限値です（Box 78，79）。

データの起こる可能性，尤度が95％を占めるパラメータの区間が95％基準区間です。しかし，今ではほとんど用いられません。

3の法則 [上級]

小さな脳動脈瘤の1年以内の破裂率0％という数字を見たとします。このとき絶対に破裂しないとは言えません。同じ0％でも，0/10と0/100が異なることはわかるでしょう。前者なら，例数が少なかったから0例だったと思うかもしれません。このとき役立つのが95％信頼区間です。

第III章の「標準誤差」（p.75）」に示した比率のSEの公式だと，誤差

割合（分子ゼロ）に関する95％信頼区間
　　データ＝ 0 /n（n＝調査人数）
　　→信頼下限は0％だが，信頼上限は3/nである。
　　　　　3/nの発現率でも，n例中0例ということは95％の確率で起こりうる。

　　事実：n人のうち0人が発現（誰も発現せず）
　　→事実が生起する最大リスク＝pと仮定する。
　　　　　→事実が生起する確率＝$p^0 (1-p)^n = (1-p)^n$である。
　　　　　→この確率が0.05（5％）なら，pより低いリスクだと事実は95％起こりうる。
　　→真のリスクの95％信頼区間＝（0，p）である。
　　　　　→ $(1-p)^n = 0.05$，つまり $(1-p) = \sqrt[n]{0.05} = 0.05^{\frac{1}{n}}$ を解けばよい。
　　　　　→ $0.05^{\frac{1}{n}} = 1 + \dfrac{\ln 0.05}{n} + \dfrac{(\ln 0.05)^2}{2n^2} + \dots \approx 1 + \dfrac{\ln 0.05}{n}$
　　　　　$\approx 1 - \dfrac{3}{n}$（$\ln 0.05 = -2.996$）
　　→ $(1-p) \approx 1 - \dfrac{3}{n}$ →事実が生起する最大リスク＝ $p = \dfrac{3}{n}$
　　　　　［n＝100なら，95％の確率で，最大p＝3/100（3％）までありうる。］

事例
　　20人中だれも発現しなかった（0人が発現した）。
　　発現率（p）＝0/20＝0％，95％信頼区間＝0％〜15％（＝3/20×100％）。
　　15％の発現率が正しいとしても，95％の確率で，20人中0人発現はありうる。

Box 80　3の法則（Rule of three）

幅は 0 になってしまいます。0% や 100% のとき，この公式は適用できません。そこで別の方法をお示しします。

分子が 0 であったときの 95% 信頼上限の簡便法です。関数のテーラー展開の一次近似式を用います。95% 信頼上限値は $3/n$（n は調査人数）になります（Box 80）。もちろん，下限値は 0 です。

推定値が 0/10 であれば上限は 30%（＝ 3/10），0/100 であれば上限は 3%（＝ 3/100）です。逆に言うと，破裂率 3% であったとしても，100 例中に破裂 0 という調査データが出る可能性は 95% あるということです。分子に「3」が付くので「3 の法則」と呼ばれます。まれな副作用の発現率などで使われます。

フィッシャー流の有意性検定（Significance testing）

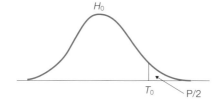

帰無仮説 H_0 の下で，観測データ T_0 あるいはそれより極端な（H_0 ではない）データの出る確率（H_0 分布の右端）が P/2 より小さければ帰無仮説を棄却する。P（有意水準）として 0.05 が適当だとフィッシャーは言う。

ネイマン・ピアソン流の仮説検定（Hypothesis testing）

帰無仮説 H_0 の下で，観測データ T_0 あるいはそれより極端な（H_0 ではない）データの出る確率（H_0 分布の右端）が $\alpha/2$ より小さければ帰無仮説を棄却する。α は有意水準である。
帰無仮説が正しいのに，誤ってそれを棄却する確率は α になる。
帰無仮説が誤り（対立仮説 H_A が正しい）なのに，誤って帰無仮説を受理する確率は β になる。

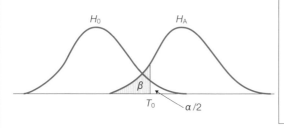

帰無仮説 H_0 と対立仮説 H_A が離れていれば（差が大きいと），β は小さくなる。また，山が急峰（症例数が大きい；変動小）でも β は小さくなる。このように，β は研究計画に関係することがわかる。そこでは，$(1-\beta)$ を検出力と呼ぶ。

Box 81　有意性検定と仮説検定

検定の流儀 上級

　ベイズ流では，パラメータに関する事後確率分布の端の方の面積でP値を定義します。フィッシャー流では，ある仮説の下でデータの出現する確率を直接計算しました。正確に言うと，観測データあるいはそれより仮説から外れるデータの出現する確率です（Box 81）。

　ネイマン・ピアソン流では，何度もデータを観測することでα・β過誤を定義し，仮説を棄却または受理します。具体的には，帰無仮説の下で観測データあるいはそれより仮説から外れるデータの出現する確率をP値としました（Box 81）。フィッシャー流と非常に似ています。

　ネイマン・ピアソン流の検定は連名で1928年に提示され，1933年に確立されたものとされます。観測データは1つしかないので，少しわかりにくいです。

　ネイマン・ピアソンのピアソンはイーゴン・ピアソン Egon Pearson（巷ではエゴンとありますが，イーゴンかエーゴンと聞こえます）と言って，Karl Pearson の息子です。

　ネイマン・ピアソン流とフィッシャー流の検定方式を対比しました（Box 82）。

　名称がまず違います。ネイマン・ピアソンは「仮説検定（Hypothesis testing）」ですが，フィッシャーは「有意性検定（Significance

	ネイマン・ピアソン	フィッシャー
名称	Hypothesis testing（仮説検定）	Significance testing（有意性検定）
仮説	Null/Alternative Hypotheses	Null Hypothesis のみ
記号	α, β（Type 1, 2）error	P
$P < 0.05$	Reject H（有罪）	Reject H（有罪）
$P \geqq 0.05$	Accept H（無罪）	Non-conclusion（証拠不十分）
	[H = Null Hypothesis（帰無仮説）]	

Box 82　ネイマン・ピアソンとフィッシャーの検定方式の対比

testing)」です。フィッシャーは帰無仮説だけですが，ネイマン・ピアソンは対立仮説なるものを導入しました。フィッシャーは P 値だけですが，ネイマン・ピアソンは $\alpha \cdot \beta$ 過誤を導入したのです。

　裁判所の判決はふつう有罪か無罪ですが，スコットランド方式ではそれに加えて証拠不十分（Not Proven）があるそうです。その観点から見ると，$P < 0.05$ では両者とも帰無仮説を棄却，つまり有罪となります。$P \geqq 0.05$ の場合，ネイマン・ピアソンでは帰無仮説を受理（つまり無罪）となりますが，フィッシャーでは結論保留（証拠不十分）になるのです。

Ronald Fisher と Karl Pearson の検定論議 　上級

　ネイマン・ピアソンによる検定原理が 1928 年と 1933 年に発表され，それに関して Ronald Fisher と Karl Pearson が 1935 年頃，検定論議をしていたようです。

　ネイマン・ピアソンの「ピアソン」は，Karl Pearson（1857-1936）の息子である Egon Pearson（1895-1980）です。奇しくも *Nature* において論議がなされました。非有意でも帰無仮説を支持することにはならないこと，有意であっても仮説は証明されたとは言えない点では，両氏は一致していたようです。また，Karl Pearson は検定を二択として利用するのではなく，P 値を適当な目安（Reasonable graduation curve）ととらえるべきだと書きました。

　ちなみに Fisher は，ネイマン・ピアソンの言う第 2 種の過誤（Errors of the second kind）は不明瞭な概念だとして，ネイマン・ピアソン原理を嫌っていたようです。対立仮説はなくてもデータの生起確率は計算できるため，対立仮説は不要だと Fisher は言っていたようです。

　帰無仮説という用語はともかく，仮説の下でデータの生起確率を計算し，P 値が小さい時に元の仮説を否定するという背理法的考え方には同意していたと思われます。

3種類の検定 上級

　推測統計を学ぶと，ワルト検定，尤度比検定，スコア検定という用語を聞きます（Box 83）。比率の差の検定で分母に比率の推定値が入るとワルト検定，帰無仮説の値が入るとスコア検定など聞いたことがあるでしょう。これら三者の検定の違いを図示しました（Box 84）。

　最尤推定値の帰無値からの差に関する検定がワルト検定です。飛行機事故で若くして亡くなった Abraham Wald（1902-1950）にちなみます。

　尤度の比（あるいは対数尤度の差）に関する検定が尤度比検定です。ネイマン・ピアソンは1933年，尤度比検定が Uniformly most powerful（UMP）検定という優れた性質を持つことを証明しました。そして，対数尤度関数の微分（つまり傾きあるいは角度）に関する検定がスコア検

Wald test（ワルト検定）
統計学者 A.Wald にちなんだ検定
　　　Neyman-Pearson の Jerzy Neyman と同じく，ユダヤ人である。
　　　Wald はハンガリー出身，Neyman はポーランド出身である。
　　　Wald は，飛行機事故により48歳で死亡した。

最尤推定値（$\hat{\theta}$）の帰無値（θ_0）からの差に関する検定である。

割合に関しては，検定統計量 $\dfrac{\hat{p} - p_0}{\sqrt{\dfrac{\hat{p}(1-\hat{p})}{n}}}$ が漸近的に標準正規分布に従うとして検定する。

Likelihood ratio test（尤度比検定）
2つのモデルの尤度の比に関する検定
　　　対数尤度の差に関する検定とも言える。

Score test（スコア検定）
スコアは，対数尤度関数の1次導関数として定義される。
　　　対数尤度関数の接線の角度で検定する。
　　　角度が0度から離れるほど，帰無から有意な差があると判定する。

割合に関しては，検定統計量 $\dfrac{\hat{p} - p_0}{\sqrt{\dfrac{p_0(1-p_0)}{n}}}$ が漸近的に標準正規分布に従うとして検定する。

Box 83　3種類の検定

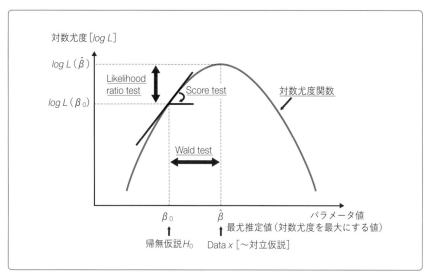

対数尤度 [log L]

log L (β̂)

Likelihood
ratio test

Score test

対数尤度関数

log L (β₀)

Wald test

β₀

β̂

パラメータ値

最尤推定値（対数尤度を最大にする値）

帰無仮説 H₀

Data x [〜対立仮説]

Box 84　3種類の検定のグラフ表示

定です。インド生まれの C.R.Rao（1920-）が 1948 年に提唱しました。

有意水準 　中級

　統計学的有意という表現は，ラプラス展開や正規分布でも有名な Pierre-Simon de Laplace（1749-1827）が初めて使ったと言われています。Ronald Fisher は有意性検定（Tests of significance）と称し，P 値（Value of P，Fisher は P と大文字を使用）を使いました。

　Fisher による著書（*Fisher RA. Statistical Methods for Research Workers. Edinburgh: Oliver and Boyd, 1925.*）では，それとなく有意水準 0.05 を示唆したことが伺えます（Box 85）。これらの事実から，5% を閾値とすることを広めたのは Fisher だと言われますが，それより以前の 19 世紀にも閾値発言があったようです。

　エッジワース展開で有名な Edgeworth（1845-1926）は，重大事と考える P 値として，5% 近辺（1%，3.25%，7%）を基準とすべきだろう

Box 85　フィッシャーの P 値に関する記述

と述べていました（Value 'like' 5% - namely 1%, 3.25%, or 7% - as a criterion for how firm evidence should be before considering a matter seriously.）。

　Victor Cohn によると, フリップコインで 4 回までは同じ「表」が出ても変だと思わないが, さすがに 5 回「表」が続けて出ると, 声を上げるというのです。それは確率がおよそ 3% $\left(=\dfrac{1}{2^5}=\dfrac{1}{32}\right)$ にあたり, 人間というのは確率が 5% を下回ると異常と感じるらしいのです。このようなことから, 5% が有意水準になったのだろうと書いています（Victor Cohn, 折笠秀樹訳. ニュースの統計数字の正しい読み方. バイオスタット社, 1996.）。

　宝くじなどはもともと公正ではないと知っているから, 5 回続けて「はずれ」でもイカサマとは思わないが,「あたり」と「はずれ」が同じ（公正）だと仮定すれば, 確かに 5 回連続して負けると怒るかもしれません。

　米国統計学会の学会長である Kafadar は P 値の閾値を 0.05 とするのは任意とするも, P < 0.05 へ賛同もしています。振り返ってみると,

Fisher は有意水準には固執しなかったものの，5% とするのが通常であり，それが便利だ（Usual and convenient）と述べていました。

二択の起源は有意病 中級

日本における医学統計を牽引された佐久間昭教授（1930-2016）は，よく「有意病(Significant-osis)」と言っていました。有意のときに星(★)を付けるので，星取表とも呼んでいたようです。研究者は有意な結果を求めるものという意味なのでしょう。

同じような意図なのでしょうが，Amrhein らは「二択病（Dichoto-mania)」と呼びました。二択至上主義は好ましくないということで，有意病と同じでした。P 値は二択で使用するのではなく，次のようにすべきだろうと書きました。それは何かと言うと，集計表をもっと詳しく記述し，信頼下限・上限から結果の確実性を議論すべきとしました。そして，もし P 値を書くのなら，$P < 0.05$ とか $P > 0.05$ といった二択ではなく，直接 $P = 0.021$ とか $P = 0.13$ と書くほうがよいと述べました。

$P < 0.05$ と $P < 0.01$ のように，有意水準を複数設定していることがあります。そして，$P < 0.05$ を「*」，$P < 0.01$ を「**」と表示しているのです。統計学的に有意と判定するラインが有意水準なので，二つ設

正確な P 値（Exact P-value）を書こう
　確率値は数値なので，詳細な値として計算される。
　$P < 0.05$ だけだと程度がわからない。
　　　　$P = 0.05$ は 5% は起きる可能性，$P = 0.005$ は 0.5% しか起きない。
　$P > 0.05$ のとき，「NS」と書くのも避けよう。
　星印（＊）は図などではよいが，表中は不要のことが多い。

P 値の精度
　有効数字 2 桁，あるいは小数 2 位を推奨　（投稿規定を参照）
　$P = 0.2244 → P = 0.22$　　$P = 0.0323 → P = 0.03$ あるいは $P = 0.032$
　高度有意なら，$P < 0.001$ も許される。

Box 86　P 値の書き方

けるということはダブルスタンダードに思えてなりません。やはり正確なP値（Exact P-value）を記載し，有意判定は5％水準とすべきではないでしょうか。

　星印表示は多重検定を進めることにもつながるようです。正確なP値があれば，どの程度の偶然性かが判断できます。「NS（Not significant）」の記載も止めるべきでしょう。そして，高度有意のときのみ，P＜0.001など不等号で表示すべきでしょう（Box 86）。

P値の誤解と弊害 中級

　あらためて，P値とは何でしょうか。

　「P値とは帰無仮説が正しい確率だ」とか，「現データが偶然に出現する確率だ」のように，誤った解釈のされることが多いようです。2016年に理論疫学者として著名なSander Greenlandが総説を著しました。P値の定義は，想定モデル（帰無仮説など）の下で，現データまたはそれより極端な（想定モデルから外れた）データが出る確率のことです。

　P＜0.05が金科玉条になっているため，都合のよいP値をハッキングすることも問題です。選択的報告（Selective reporting）と呼ばれる

下記の記述名は，時に慣用として使用される用語である。

$P < 0.001$ 　　　　Overwhelming evidence（きわめて強い証拠）
　　　　　　　　　　　　　高度有意
$0.001 \leqq P < 0.01$ 　Strong evidence（強い証拠）
　　　　　　　　　　　　　1％有意
$0.01 \leqq P < 0.05$ 　Some evidence（証拠あり）
　　　　　　　　　　　　　5％有意
$0.05 \leqq P < 0.10$ 　Insufficient evidence（証拠不十分）
　　　　　　　　　　　　　有意傾向
$P \geqq 0.10$ 　　　　No evidence（証拠なし）
　　　　　　　　　　　　　非有意

Box 87　P値を解釈するときの目安（Stuart Pocockによる）

こともあります。そのため，臨床試験では事前に主要評価項目を決めておくようになりました。しかし，観察研究ではまだまだです。有意になっている項目が自分の主張に合っていれば，それを引用することがあります。逆に，都合の悪い P 値は捨てることがあります。これではバイアスのある報告が出てきて，読者はそれに気づくことができません。

　最後の弊害は，多重検定（Multiple testing）に関係します。1 ヵ月目，2 ヵ月目，3 ヵ月目で検定を繰り返し，どこかで $P < 0.05$ になっていれば，群間に有意差が見られたと報告するのです。これは多重検定の問題とされます。同様の検定を繰り返せば，偶然にして $P < 0.05$ が出やすくなります。逆に言うと，たくさん検定をすれば $P < 0.05$ が得やすくなるのです。

　著名な統計学者である Stuart Pocock は，P 値について留意点をまとめました。そして，P 値の目安を示しました（Box 87）。安易に P 値を禁止するなどというのは，無用な議論と言わざるをえません。もっとフレキシブルに，必要に応じて信頼区間や P 値を明記すればよいと思うところです。

P 値論争 　上級

　1986 年の *American Journal of Public Health* などにおいて，数々の著名な統計学者が P 値の功罪に関する論争をしました。最終的に P 値を否定することはありませんでしたが，P 値よりも信頼区間のほうに軍配が上がり，*British Medical Journal* では信頼区間の記載が義務づけられるきっかけとなりました。

　その後静かな時期が続きましたが，ほぼ 25 年後の 2010 年，*Science News* に「統計解析での仮説検定は薄っぺらな土台に基づくもので，そんなもので科学的方法と言っていいのか」といった記事が出ました。

　きわめつけとなったのが，2014 年 2 月 13 日の *Nature* に論説が出たことでしょう。これにより再度，P 値論争に火が付くことになりました。

時代	出来事
1986 年頃	*American Journal of Public Health* における P 値論争
2010 年以降	P 値を巡るいろいろな非難
2014 年 2 月 13 日	*Nature* の記事で，衝撃的な P 値への非難（ベイズ因子提唱）
2015 年 2 月 12 日	*Basic an Applied Social Psychology* で P 値禁止の論説
2015 年 3 月 5 日	*Nature* の記事で，P 値禁止がニュースに
2015 年 4 月 30 日	*Nature* で，ベイズ因子を改めて提唱
2016 年 3 月 8 日	*American Statistician* に，6 項目からなる P 値に関する声明を発表
2016 年 3 月 10 日	*Nature* の記事で，米国統計学会（ASA）の声明がニュースに
2017 年 7 月 23 日	*Nature Human Behaviour* でベイズ因子を解説し，$P < 0.005$ を提唱
2018 年 4 月 10 日	*JAMA* で，新規発見のために $P < 0.005$ を改めて提唱
2019 年 3 月 20 日	*American Statistician* の特集号に，43 編もの論文掲載
2019 年 3 月 21 日	*Nature* に，Amrhein らがそれに対するコメント寄稿
2019 年 3 月 28 日	*Nature* に，それを受けて 3 編の書簡

Box 88　*P* 値論争の歴史的経緯

　言うまでもなく *Nature* は基礎医学雑誌の最高峰なので，世間の注目を浴びました。そして，ここで「ベイズ因子」（Bayes factor）が登場しました。ベイズ統計学ではよく使用される概念で，事後オッズ＝ベイズ因子（尤度比）×事前オッズです。尤度比のことです。P 値論争の年譜を，Box 88 に示しました。

　2015 年 2 月 12 日には，さらに強い衝撃が走りました。*Basic and Applied Social Psychology* の論説で P 値を禁止すると発表したのです。「P 値が記載された原稿は自動的に棄却するのか」との質問に対して，「そういうことはない」と答えていますが，こうした方針はむしろ逆効果だという反論が強かったのです。2015 年 3 月 5 日の *Nature* では，さっそくこのことを取り上げ，「Throwing away the baby with the *P*-value」と述べました。赤ちゃんは大切な存在であり，「P 値といっしょに大切なものを失うようなものだ」という意味です。P 値を禁止することにより，それだけでなく大変なことになるぞという警告です。さらに，2015 年 4 月 30 日の *Nature* では，「*P*-value are just the tip of the iceberg」（P 値

1. *P*値はデータと特定の統計モデル（訳注: 仮説も統計モデルの要素のひとつ）が矛盾する程度を示す指標のひとつである。
2. *P*値は，調べている仮説が正しい確率や，データが偶然のみで得られた確率を測るものではない。
3. 科学的な結論や，ビジネス，政策における決定は，*P*値がある値（訳注：有意水準）を超えたかどうかにのみ基づくべきではない。
4. 適正な推測のためには，すべてを報告する透明性が必要である。
5. *P*値や統計的有意性は，効果の大きさや結果の重要性を意味しない。
6. *P*値は，それだけでは統計モデルや仮説に関するエビデンスの，よい指標とはならない。

Box 89　統計学的有意性と *P* 値に関する ASA 声明
この和訳は，日本計量生物学会HPより転載した。(http://www.biometrics.gr.jp/news/all/ASA.pdf)
ASA は American Statistical Association の略称であり，米国統計学会のことである。

を巡る問題は見た目よりもはるかに大きい問題だ）とありました。

　こうした論争を眺めていた米国統計学会（ASA）は，緊急で統計的有意と *P* 値に関する声明を発表しました（Box 89）。それは 2016 年 3 月 8 日のことでした。すかさず，2016 年 3 月 10 日付の *Nature* はこのことをコラムにしました。

　P 値に代わるものとして，*Nature* に見られたベイズ因子へと流れが進むかなと心配しましたが，ここでは *P* 値の使用に警告を発するも，*P* 値を軽視するとは書かれませんでした。むしろ，*P* 値論争の過熱に水を差してくれたようで安堵した次第です。

　2017 年 7 月 23 日，*Nature Human Behaviour* に記事が載りました。ベイズ因子の導入はあきらめ，その代わりに有意水準の変更を提案してきました。ベイズ因子から見ると，$P < 0.05$ というのは偽陽性を増やすので甘すぎるという結論でした。そして，もっと厳しい有意水準である，$P < 0.005$ へ変更する提案をしたのです。

　なぜ *Nature* ではベイズ流にこだわるのかなと思いました。こうした議論には Doug Altman，Steve Senn，Stuart Pocock らの入ることが多いのですが，そうではありませんでした。著者にはギリシャ人臨床疫学者でメタアナリシスに功績のある John Ioannidis や，強力な Bayesian

として有名な James Berger らが入っていました。

　臨床へさらに広めるため，Ioannidis は 2018 年 4 月 10 日，*Journal of American Medical Association*（*JAMA*）にも書きました。*P* 値をベイズ因子へ変更したいところだったが，それをあきらめ，ベイズ因子の議論に合わせて，*P* < 0.005 とするよう提案したのかもしれません。

P 値論争の再燃　[上級]

　英国王立統計学会（Royal Statistical Society）から，*Significance* という雑誌が刊行されています。2019 年の 4 月号で，「統計学的有意の終焉か」という記事を目にしました。米国統計学会（American Statistical Association）が *P* 値に関する声明を出したのは，2016 年のことでした。その後，*Nature* を中心に，医学界で *P* 値論争が続きました。その経緯については前述したとおりです。

　P 値論争再燃のきっかけは，2019 年 3 月 20 日に出された *American Statistician* の特集号だったようです。その表題は，「Statistical Inference in the 21st century: A world beyond *P* < 0.05.」（21 世紀の推測統計：*P* < 0.05 後の世界）でした。43 編もの論文が寄稿され，米国統計学会の事務局長である Wasserman が，「*P* < 0.05 後の世界へ移行」として *P* 値特集号に寄せられた 43 編もの *P* 値に対する提案を，5 つに総括しました。

　第一は，*P* < 0.05 の時代は終わったとする意見です。*P* 値の廃止論者とも言えるでしょう。Ioannidis，Goodman，Gelman ら，ベイズ流の専門家が意見を述べています。

　第二は理論疫学者 Greenland らの提案ですが，*P* 値の使い方を見直すべきとしています。二択ではなく，正確値を示すことなどが含まれます。

　第三は，*P* 値を改良すべきという提案です。たとえば，効果サイズとのハイブリッドなどが挙がっています。通常の *P* < 0.05（5%）では甘すぎるとして，たとえば Ioannidis 氏は *P* < 0.005（0.5%）を有意水準

1． カット点（$P < 0.05$）は特に意味はなく，目安として利用するとよい。
　ベイズ流の観点からベイズ因子や $P < 0.005$ が提唱されたが，ベイズ因子は不可解で
　あるし，カット点に固執する必要はないだろう。
　P 値は基本的に正確な値を示し，その値を見て，異常性（帰無仮説を棄却する可能性）
　については複数カット点で見てもよいだろう。

2． P 値についての誤解は，教育で払しょくすべきである。
　P 値は Fisher が初めて用いたものであり，「前提が正しい時に現データ（またはそれよ
　り極端データ）の出る確率」である。

3． P 値の選択的報告は避けるべきである。
　都合のよい P 値を拾い，都合の悪い P 値を捨てると，偽陽性へと結論を曲げることに
　つながる。

4． 研究計画・実施上のバイアスも勘案のうえ結論すべきである。
　P 値は偶然誤差を考慮するが，それ以外の系統誤差の可能性も判断して結論すべきで
　ある。

5． 統計的有意と臨床的有意は異なることを認識すべきである。
　効果サイズ（推定値）にも注意を払うべきである。

Box 90　P 値に関する私的総括

として提唱しています。

　新薬承認では原則 2 つのピボタル試験で $P < 0.05$ を求めています。
これは，$0.05^2 = 0.0025$（0.25%）という有意水準に相当します。すで
に厳しい基準は使われているのです。

　第四は改良ではなく，新たな枠組みを考えるべき，としています。ベ
イズ流の導入も提案されています。

　第五は環境を変えるべきという提案のようです。専門雑誌の投稿規定
を見直すとか，統計教育を変えるべきだと言っています。

　それを受けて，2019 年 3 月 21 日付の *Nature* に，Amrhein らがコメ
ントを書きました。P 値は誤解を招くので，統計学的有意は廃止したほ
うがよいというもののようでした。P 値を否定するものではないようで
したが，「$P > 0.05$ だけで無関係・差なしと結論すべきでない」という
ことは明らかだろうと言っています。そして，P 値によって「有意・非
有意（$P < 0.05$ or NS: Non-significant）」というように，二択でとらえ

Box 91　統計学的有意と臨床的有意

るのはやめるべきだと主張しました。

　2019 年 3 月 28 日付の *Nature* には，それに対する書簡が 3 編寄稿さ
れました。Ioannidis は従来から主張しているように，有意水準は 5%
よりもっと厳しく（小さく）すべきだと書きました。Johnson は反対に，
$P < 0.05$ という基準がなくなると，強いエビデンスかどうかが判断し
にくくなると述べました。Haaf らは，推定だけに頼って検定を無視す
ると，都合よく結論されると述べました。P 値廃止の議論は，賛成派と
反対派が拮抗しているような気がします。

　P 値に関する総括を，私なりにまとめました（Box 90）。その最後を
ご覧ください。P 値は統計学的有意の判定に用いるツールですが，臨床
的有意ということも考える必要があります。臨床的に意味のない差を検
出しても意味がありません。過大検出と言えます（Box 91）。P 値はな
いと困ることが多いのですが，頼りすぎると大きな怪我をすることにな
ります。上手に付き合っていきましょう。

基本的な統計手法

検定手法 　初級

　推測統計には推定と検定があります。検定するときは仮説があります。その真偽は不明なので，作業仮説（Working hypothesis）と呼ぶこともあります。

　統計学では，立証したくない（「無」に帰してほしい）仮説を帰無仮説（Null hypothesis），それに反する仮説を対立仮説（Alternative hypothesis）と呼びます。対立仮説が立証したい仮説です。帰無仮説の下でデータの生起確率，つまり P 値を算出します。$P < 0.05$ なら起こ

検定の仮説
立証したい仮説＝作業仮説
統計上の仮説
　　帰無仮説（H_0）＝無くなってほしい仮説（言いたくない仮説）
　　対立仮説（H_A）＝帰無仮説に対立する仮説（言いたい仮説〜作業仮説）

第一の分類
近似検定（Approximate test）
　　データから統計量を求め，帰無仮説の下でその標本分布を近似で求めて検定する。

正確検定（Exact test）
　　データが生起する確率を，帰無仮説の下で直接求める。

第二の分類
パラメトリック検定
　　パラメータを用いた検定，つまり正規分布を仮定した検定
ノンパラメトリック検定
　　正規性を仮定しない検定（対称性だけなら，Wilcoxon順位和検定など）

Box 92　検定手法の分類

りえないこととして，仮定した帰無仮説を棄却し，対立仮説すなわち作業仮説は正しいと判断します。いわゆる確率的背理法です。

　帰無仮説の下でデータの生起確率を直接計算できることもありますが，データから統計量を求め，その統計量の標本分布を利用した近似検定（Approximate test）が多いのです。一方，直接確率を求める手法を正確検定（Exact test）と呼びます。それを直接確率法とも呼びます（Box 92）。

　もう一つの分け方が，パラメトリック検定とノンパラメトリック検定です。パラメータを用いた検定がパラメトリック検定です。分布にはパラメータが伴います。正規分布には平均と分散というパラメータがあります。したがって，正規分布を仮定する手法をパラメトリック検定と呼びます（Box 92）。

χ^2検定 　初級

　最初に登場した近似検定がχ^2検定（Chi-square test）です。イギリ

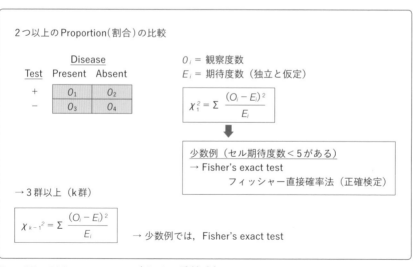

Box 93　Chi-square test（カイ二乗検定）

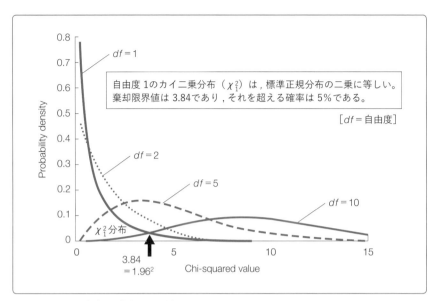

Box 94　χ^2 検定の棄却限界値

ス人の Karl Pearson（1857-1936）が 1900 年に提唱しました。そのな
かで，初めて P 値という概念が登場したとも言われています。この χ^2
検定は，適合度検定あるいは独立性の検定とも呼びます。ピアソンのカ
イ二乗検定とも言います。

　Box 93 の例では，検査陽性と陰性で疾病割合が異なるかを 2 × 2 表
で見ています。疾病割合は検査結果に依らない，つまり検査と疾病は独
立なのか否かを検定します。実際の度数を観察値，帰無仮説（独立性）
の下で期待される度数を期待値と呼びます。

$$\chi^2 = \sum \frac{(観察値 - 期待値)^2}{期待値} = \sum \frac{(O - E)^2}{E}$$

　上記の統計量を求めると，それは近似的に χ^2 分布に従います。2 群
比較では自由度 1 の χ^2 分布，3 群以上では自由度が（群の数 − 1）の
χ^2 検定を用います。

　2 × 2 のクロス表なら，自由度 1 の χ^2 分布になります。それは標準

	出血事象あり	出血事象なし	
1年目	O_{11}	O_{12}	◎
2年目	O_{21}	O_{22}	◎
3年目	O_{31}	O_{32}	◎
4年目	O_{41}	O_{42}	◎
5年目	O_{51}	O_{52}	◎
	◎	◎	

1年目～5年目の間で出血割合の違いを検定するには，漸近的に $\chi^2_{5-1} = \chi^2_4$（自由度4の χ^2 分布）に従うことを利用する。漸近（Asymptotic）は統計用語であり，例数が十分大きいという仮定時のことである。

自由度とは，周辺合計（◎）を固定したとき，10個の観察度数の何個が自由かを表す。この例では，自由度＝4になる。たとえば，左図の〇を付した4つのセルになる。

この χ^2 近似は，分割表の中の度数が小さい時には優れないことが知られており，その時はフィッシャーが提唱した Exact test（正確検定とか直接確率法と呼ぶ）を用いるべきである。

Fisher's exact test を使う目安は，度数の期待値 <5 とされるが，観察値 <5 を目安としてもよい。

Box 95　自由度の意味

正規分布の二乗であることが知られています。標準正規分布の棄却限界値は ± 1.96 でした。絶対値が 1.96 を超える確率は 5％ですが，χ^2 分布の棄却限界値は $1.96^2 = 3.84$ になります（Box 94）。

帰無仮説では $\chi^2 = 0$ であり，右側へ行くほどそこから離れます。また，χ^2 分布の自由度が大きくなるにつれて，対称な正規分布に近づくことがわかります（Box 94）。その平均値は自由度，分散は $2 \times$ 自由度です。

年度と出血事象が無関係，つまり両者の独立性を検定している例です（Box 95）。2×2 表より大きな表になります。

年度の数が5つ，出血事象の有無が2つなので，5×2 表です。2×2 表の χ^2 検定は自由度1でしたが，この場合の自由度は4になります。周辺の合計度数（◎で表示）が既知としたとき，10個のセル度数のうち自由に取れるセル数，それが自由度（Degrees of freedom, DF）です。合計で制限されるので，自由に取れるのは4セルです。そこで，自由度

= 4 です。

　なお，セルのなかの度数が小さいと χ^2 近似がよくないとされます。クロス表のセルのなかの期待度数に 5 未満があるときは，Fisher の正確検定を用いたほうがよいでしょう。

Student の t 検定　初級

　χ^2 検定から 8 年遅れ，1908 年に William S. Gosset（1876-1937）が t 検定（t-test）を提唱しました。その雑誌は現在でも統計学の名門誌の一つである，*Biometrika* という英国の統計専門誌でした。彼は実名ではなく，ペンネームで論文を発表しました。そのペンネームこそが Student です。

　彼は黒ビールで有名なギネス社に勤めていましたが，会社に隠れて研究をしたのです。会社にばれないよう，こうしたペンネームで発表したと思われます。Student が提唱した検定ということで，Student の t 検定と呼ばれます。

　しかし，Student が t 検定という名称を使ったわけではありません。後に，Fisher が t 検定と命名したと言われています。広田訳の本の中には，「ステューデント・フィッシャー分布」と書かれています（アンドレ・ヴェスロー 著，広田純 訳：改訳 統計学の知識．文庫クセジュ；1969. p.77.）。

　Student は平均値の標本変動を理論的に評価し，平均値に関する推測統計の一つとして t 検定を提唱したのです。1 標本 t 検定の t 統計量は，

$$t = \frac{\bar{x} - \mu}{s / \sqrt{n}} \sim t_{n-1}$$

ですが，平均値（$\bar{x}$）と標準偏差（s）で求められます。この t 統計量が自由度（$n - 1$）の t 分布に従うことを示したのです。t 分布の密度関数は複雑な式で表されます（III 章 Box 73，p.74）。

自由度が無限大になると標準正規分布です。元の分布にもよりますが，$n > 25$ くらいでほとんど正規と思われます。

t 検定の仮定 　初級

t 検定には 1 標本と 2 標本があります。2 標本では 2 つの平均値を比較します。t 検定を使うときに課せられる仮定は何でしょうか。1 標本 t 検定では独立性と正規性ですが，2 標本 t 検定では等分散性の仮定が加わります（Box 96）。

独立性はもっとも大切な仮定です。互いに影響しあっていないデータのことです。別人のデータであれば独立と思われます。正規性の仮定はそれほど重要ではありません。データ数が増えれば，平均値の分布は正規分布に近づくので（これを中心極限定理と言います），データ数が多ければ正規性にはあまり神経質になる必要はありません。対称な一峰性（山が一つ）が確かめられれば十分だと思います。

有無データのような，二項分布（有か無かの二項）で見てみましょう（Box 97）。

ここではわかりやすく，コインで表が出る回数（これが確率変数 X）

---

① データは独立であること（独立性）
② データは正規分布に従うこと（正規性）
③ 2標本の分散は等しいこと（等分散性）

独立ではないときは，特別の解析が必要である。

正規性や等分散性が損なわれるときは，
A. データを変換して仮定を満たしてから t 検定
B. ノンパラメトリック検定

中心極限定理により，②と③の仮定はあまり気にする必要はない。
　　　元の分布はどうであれ，その平均値の分布は漸近的に正規分布に従う。
　　　漸近的とは，データの例数が大きくなることを意味する。

Box 96　t 検定に課せられる 3 つの仮定

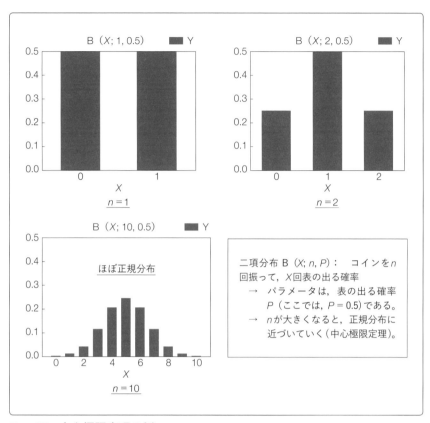

Box 97　中心極限定理の例

で見ています。コインを振った回数が n, つまりデータ数になります。$n = 1$ なら, X は 0 か 1 です。$n = 2$ だと（2 回振る）, X は 0 (0, 0) か 1 (1, 0 か 0, 1) か 2 (1, 1) です。

　確率変数 X は, 二項変数（0 か 1 を取る変数）の n 回の試行の和になります。平均値はこうした和をデータ数で割った値なので, X/n になります。Box 97 は和である X の分布を示していますが, 平均値 (X/n) の分布も同じ形状です。データ数の n が 10 例あると, ほぼ正規分布だとわかります。

　第 3 の仮定は等分散性（Homoscedasticity）です。等分散性を確認

するためには，Levene や Bartlett の検定が知られています。検定はデータ数に依存するので，あまり検定結果にとらわれないほうがよいでしょう。Bartlett 検定は正規性を仮定しますが，Levene 検定はそれを仮定しません。これらの検定は少し難点があります。データ数がかなり大きいときには，ちょっとした分散の違いでも有意差あり（不等分散）と結論されるからです。そこで，目安にはなりますが，標準偏差が 2 倍まで異ならないことを確認しておけばよいと思います。

両側検定と片側検定 　中級

　医学用語は「りょうそく」ですが，統計用語は「りょうがわ」です。英語で考えるとよくわかります。医学用語の「りょうそく（両側）」は「Bilateral」，「いっそく（一側）」は「Unilateral」です。

　統計用語の「りょうがわ（両側）」は「Two-sided（or Two-tailed）」，「かたがわ（片側）」は「One-sided（or One-tailed）」です。

　Feinstein は医師だからかどうかはわかりませんが，「Bilateral/Unilateral」を「両側検定 / 片側検定」に用いていました。統計学的な検定では，分布の裾（Tail）に棄却限界域を設けます。両側検定は，左右の両方に限界域を設けます。片側（One-sided）では一方だけに限界域を設けます。

　じつは一昔前までは，片側検定も 30% くらいで使用されていました。また，1990 年頃に論争がありました。Karl Peace, Alvan Feinstein は片側推奨派，Joseph Fleiss, Satya Dubey は両側推奨派でした。厳密な統計家はなるべく主観的にならないよう，帰無仮説「＝」に反する対立仮説を機械的に「≠」にしたのです。

　帰無仮説は A ＝ B，対立仮説が A ＞ B を片側検定と言います（Box 98）。帰無仮説を A ≦ B とすることもありますが，A ＜ B の方向があり得なければ A ＝ B です。対立仮説を A ＞ B または A ＜ B のように，両側に設定するのが両側検定です。比較対照がプラセボだとしても，実薬

（A）がプラセボ（B）に劣ること（A < B）はないとは言えません。し
たがって，優越性試験であっても両側検定を用いるのが一般的です。対
立仮説を A ≠ B（A > B or A < B）とするのです。

　標本分布が正規分布であれば，真ん中の A = B に対して，両裾に
2.5%ずつ有意水準を割り振ります。両者で5%水準になります。片側
検定であれば，A > B なら右裾だけで5%水準を割り振ります（Box
99）。棄却限界値がゼロ寄りになるので，片側検定したほうが統計学的
有意になりやすいことがわかります。

　標準正規分布を二乗すると，自由度1の χ^2 分布になると言いました。
その χ^2 検定の棄却限界値は3.84（= 1.96^2）です。そのラインより右

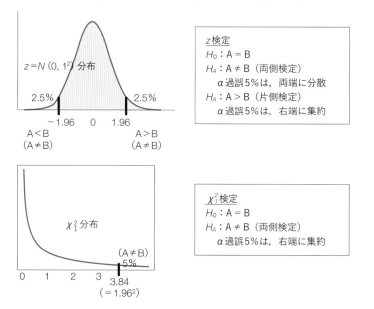

両側「りょうがわ」と呼ぶ。医学用語の「りょうそく」とは呼ばない。また，片側「かた
がわと呼ぶ。「2-tailed test」と書くこともあるが，両裾検定とは書かない。

$z = N(0, 1^2)$ 分布

2.5%　　　　2.5%

-1.96　0　1.96

A < B　　　　A > B
（A ≠ B）　　（A ≠ B）

z検定
H_0 : A = B
H_A : A ≠ B（両側検定）
　　α過誤5%は，両端に分散
H_A : A > B（片側検定）
　　α過誤5%は，右端に集約

χ_1^2 分布

（A ≠ B）
5%

0　1　2　3　3.84
　　　　　（= 1.96^2）

χ_1^2 検定
H_0 : A = B
H_A : A ≠ B（両側検定）
　　α過誤5%は，右端に集約

標準正規分布に基づく z検定では，A > B を対立仮説とした片側検定もありうるが，通常は
両側検定を実施する。標準正規分布を二乗した χ_1^2 検定は，基本的に両側検定である。

Box 98　両側検定（2-sided test）

へ行けば統計学的有意です。その面積は 0.05（5%）です。

　χ^2 分布は対称ではないので、対立仮説は一方にしか存在しません。自動的に両側検定をすることになります（Box 100）。深読みすると、最初の検定である χ^2 検定が両側だったから、「両側」で統一されたのかもしれません。

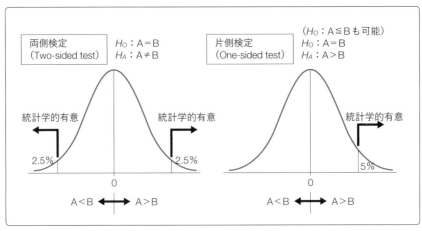

Box 99　両側検定と片側検定

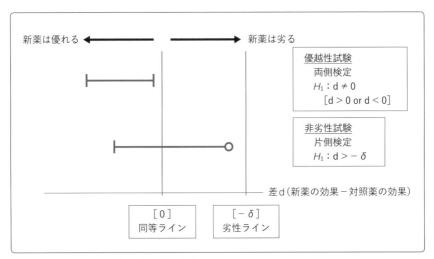

Box 100　優越性試験と非劣性試験

片側検定の代表的例は非劣性仮説の検定です（Box 100）。対立仮説は「非劣性マージンを超える（d > − δ）」という片側仮説です。帰無仮説は「劣性」ですから，「d ≦ − δ」でしょう。

F検定 中級

Ronald A. Fisher（1890-1962）は推測統計学の父と言われますが，このF検定はFisherが1924年に提唱したとされます。F検定のFは，文字通りFisherの頭文字です。分散分析（Analysis of variance，略してANOVA，アノーバと読む）とも言います。t検定では平均値の2群比較しかできませんが，F検定では3群以上の比較が可能になります。

検定統計量のかたちですが，シグナル÷ノイズが基本です。平均値の差の検定では，シグナルは平均値の差，ノイズはそれに関する誤差（つまり標準誤差）です。それをt統計量と呼びました。3群以上の平均値の差の検定では，シグナルは一言では表わせません。そこで，シグナルは各群の平均値と全体平均値との差の平方和としたのです。これを群間変動と呼びます。

ノイズは各群におけるデータの変動とします。これを群内変動と呼びます。これらの比をF比と呼びました。各変動はχ^2分布に従い，χ^2とχ^2の比がF統計量です。このFを用いた検定をF検定と呼びます。各χ^2分布には自由度があるため，F分布の自由度は2つあります。第2自由度が大きくなると正規分布へ近づきます。

分散分析と共分散分析の違い 上級

群間分散と群内分散を分析するので，分散分析と呼びました。この分散分析ですが，3群以上の平均値の比較に用いると書きました。たとえば，3つの異なる治療で平均血圧が異なるかなどです。この分散分析を式で表すと，

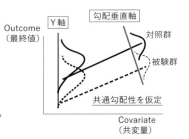

分散分析（ANOVA）
Outcome［*Y*］= *a* + *b X* + *e*
（*X*は群の違い［主効果］，*e*は誤差を表す）。

ANOVA特殊例の2群比較で図示した。
Y軸で比較するので，誤差が大きい。

共分散分析（ANCOVA）
Outcome［*Y*］= *a* + *b X* + *c Z* + *e*
　　　（*X*は群の違い［主効果］，
　　　*Z*は共変量，*e*は誤差を表す）。

勾配垂直軸で比較するので，誤差が小さい。
共通勾配性が重要な仮定である。

Y軸　　　勾配垂直軸

Outcome
（最終値）　　　　　　　　　対照群

　　　　　　　　　　　　　　被験群

　　　　　　共通勾配性を仮定

Covariate
（共変量）

Box 101　分散分析（ANOVA）と共分散分析（ANCOVA）

$$Y = a + bX + e \quad (Y = \text{血圧値}, \ X = \text{治療}, \ e = \text{誤差})$$

これは *t* 検定も同じです。*t* 検定では *X* は二値の文字変数ですが，*F* 検定では多値の文字変数になります。分散分析の仮定は何かというと，独立性・正規性・等分散性，そして線形性（直線性）です。*t* 検定と同じです。

　ここで，アウトカムである血圧値には治療だけでなく，他の変数も影響することがあります。たとえば年齢などです。こうした変数のことを共変量（Covariate）と呼びます。共変量とは，アウトカムとともに動くといった意味です。

　アウトカムである血圧値を Y 軸，共変量である年齢を X 軸でプロットすると相関関係が見られます（Box 101）。相関係数は絶対値として0.5程度であれば，積極的に共変量を考慮したほうがよいでしょう。

$$Y = a + bX + cZ + e \quad (Y = \text{血圧値}, \ X = \text{治療}, \ Z = \text{年齢}, \ e = \text{誤差})$$

で表されるのが，共分散分析（Analysis of covariance; ANCOVA，アンコーバと読む）です。勾配垂直軸で比較するので（Box 101），共分散分析のほうが誤差を小さくして群間差が評価できます。検定効率が上が

るのです。

　この共分散分析には重要な仮定があります。それは共通勾配性です。独立性・正規性・等分散性・線形性は，分散分析と同様に仮定します。図は2群なので直線は2本ですが，3群なら3本の直線の共通勾配性となります（Box 101）。

共分散分析 上級

　先の例では共変量を年齢としました。共変量としてしばしば用いるのが，アウトカム変数の初期値（Baseline）です。治療後のアウトカム値は初期値に影響されます。たとえば，血圧の初期値が高い人のほうが最終血圧値も高いことでしょう。このときは，

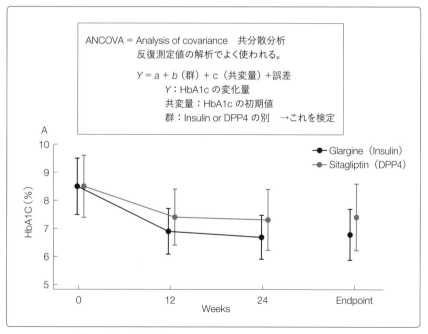

Box 102　2種類の糖尿病治療薬―どちらの血糖コントロールが優れるか？
出典：*Lancet 2012 Jun 16;379 (9833) : 2262-9.*

$$Y = \alpha + b X + c Y_0 + e$$

（Y ＝血圧最終値，X ＝治療，Y_0 ＝血圧初期値，e ＝誤差）

になります。最終値ではなく，初期値からの変化量を Y にすることもあ
ります。

　Box 102 の糖尿病の例では，Y を 0 週から 24 週にかけての HbA1c 変
化量としています。インフルエンザの例でも，Y は投与前値からの変化
量としています（Box 103）。共変量として，初期値に加えて喫煙の有
無も含めています。

　初期値が結果に影響するときに共分散分析を用いると言いましたが，
別の手法として，最終値と初期値の変化量に関して分散分析をすること

インフルエンザでの共分散分析の例
　　　結果変数（Y）＝何日目かのインフルエンザ症状合計点の投与前値（Baseline）
　　　　　　　　　　からの<u>変化量</u>
　　　原因変数（X）＝投与群（Baloxavir vs. Placebo）
　　　共変量（Z）＝投与前の症状合計点（Z_1），喫煙の有無（Z_2）

共分散分析（ANCOVA）
　　　$Y = a + bX + c_1 Z_1 + c_2 Z_2 + e$
　　　分散分析（bX の部分。X は文字変数）と回帰分析（$c_1 Z_1 + c_2 Z_2$ の部分）のブレ
　　　ンドとみなせる。
　　　初期値（Z_1）は Y に強く関連するため共変量（Covariate）ととらえ，共変量を含
　　　む分散分析である。

　　　共変量を考慮した（共変量で調整した）という意味で，調整解析（Adjusted
　　　analysis）である。
　　　<u>調整済み平均値</u>
　　　　　　最 小 二 乗 平 均（Least square mean; LS mean），調 整 平 均（Adjusted
　　　　　　mean）と呼ぶ。

ANCOVA の仮定
　　　誤差項（e）の正規性・独立性・等分散性・モデルの線形 [直線] 性，これに加え
　　　共通勾配性（Box 101）
　　　最終時の合計点を初期値で補正することは，合計点の変化（Change）を結果変数
　　　にした解析に相当する。
　　　　　　この例では，合計点の変化率（Percentage change）を見ることに相当する。

Box 103　共分散分析の例

があります。この分析を変化量の分析（Analysis of change）と呼ぶことがあります。

　変化量（＝最終値－初期値）に関する分散を考えてみましょう。両者の相関係数にもよりますが，それは最終値の分散よりも大きいことが多いです。誤差を減らして分析するほうが効率がよいので，共分散分析のほうが変化量の解析よりも検定効率は高いと思われます。

　ところで，変化量をY変数に取って共分散分析するのは，変化率（＝変化量 / 初期値 × 100%）に関する解析に相当します。

多重比較 [上級]

　3群以上の平均値の比較には分散分析を使うと言いました。分散分析は3群間のどこかに違いはないか，つまり包括検定（Global test）になっています。実際には，どこに違いがあるかに関心が移ります。

　3群あれば，対比較だけでも ${}_3C_2 = 3$ 通りあります。プラセボ・低用量・高用量の3群では，プラセボと実薬（低用量＋高用量）の比較もしたいでしょう。検定の回数が増えるとどうなるでしょうか。まったく異なる仮説検定ではない限り，第1種の過誤（α過誤）が高くなります。有意水準を調整する手法のことを，多重比較（Multiple comparisons）と言います。

　少し保守的な（有意になりにくい）方法として，ボンフェローニ調整があります。そこでは，

$$1 - (1 - \alpha)^k = 1 - (1 - k\alpha + \cdots) < k\alpha$$

（k回多重検定，その有意水準α）

の不等式を利用します。同一仮説についてk回検定を繰り返し，それぞれの検定は独立と仮定しています。

　式の左辺ですが，{1 －（k回とも非有意）}ですから，k回検定して最低1回は有意になる確率のことです。たとえば，有意水準0.05で3回検定を繰り返すとき，

$$1 - (1 - 0.05)^3 = 1 - 0.95^3 = 0.143 < 0.15 \ (= 3 \times 0.05)$$

偶然にして，最低1回は有意となる確率が14.3％です。実質の有意水準は15％近くになるため，有意水準を0.05/3（= 0.017）として検定します。これをボンフェローニ調整と呼びます。Dunn法（ダンと読む）と呼ぶこともあります。

$$1 - (1 - 0.05/3)^3 = 1 - 0.983^3 = 0.049 \sim 0.05$$

このように，全体での有意水準はほぼ5％に保たれます。

　この他にも，いろいろな多重比較の手法があります。

　群同士の対比較ではTukey法（ターキーでなくテューキーと読む），コントロールと各群の比較ではDunnett法（ダネットと読む）がよいでしょう。差の大きい比較から順に検定を進める段階法として，Newman-Keuls法（ニューマン・キュールスと読む）やHolm法が使われることもあります。

正規性の確認 　中級

　正規性の確認にはまずヒストグラムを描いて，目視します。次に，正

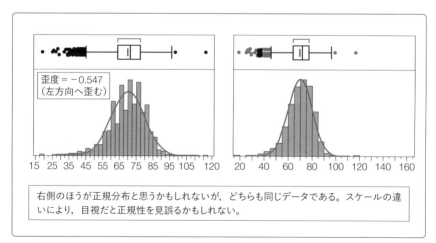

Box 104　ヒストグラムを見て，正規性の確認

規分位点プロット（Q - Q プロット：Quantile-Quantile plot）を描いて，目視します。また，歪度（Skewness）・尖度（Kurtosis）という指標を参考にします。最後に，いくつか提案されている検定を用いるという，4通りの確認法が知られています。

　ヒストグラム（Box 104）を見て，ベルシェイプ（釣鐘型）の正規分布に近いかどうかを目視します。左右は同じデータですが，右側のほうが正規分布に合っていると感じるかもしれません。なかなか目視だけでは正しく判断することはできません。そこで，次に正規分位点プロットも描いてみます（Box 105）。左手に横向きのヒストグラム，中間に箱ひげ図，そして右手に正規分位点プロットです。直線上に実データ点が乗っていれば，正規分布に適合していると判断します。両端で外れていること以外は，合っているように見えます。

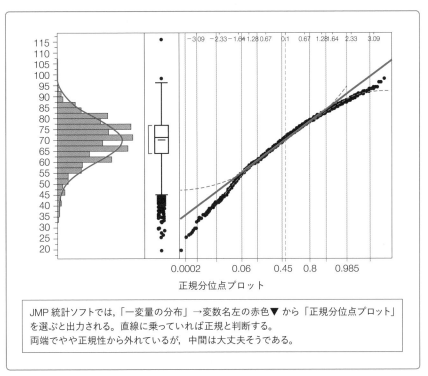

正規分位点プロット

JMP 統計ソフトでは，「一変量の分布」→変数名左の赤色▼ から「正規分位点プロット」を選ぶと出力される。直線に乗っていれば正規と判断する。
両端でやや正規性から外れているが，中間は大丈夫そうである。

Box 105　正規分位点プロット

次は，歪度と尖度という指標です。これらの指標は Karl Pearson が提唱しました。正規分布は左右対称なので，歪度の値は 0（ゼロ）です。右に裾を引いた分布では正の値，左に裾を引いた分布では負の値をとります。対数正規分布は右に裾を引いているので，歪度は正の値を示します。どのあたりが線引きの目安かというと，±1 より絶対値が大きいとき「ひどく歪んでいる（Highly skewed）」，±0.5 から±1 までの絶対値だと「やや歪んでいる（Moderately skewed）」などと言われます。絶対値が 0.5 未満だとほぼ正規だと判断してよさそうです。

　Box 104 のデータの歪度は－0.547 であり，負の値なので左に裾を引く分布だとわかります。その絶対値は 0.547 なので「やや歪んでいる」と判断されます。

　尖度の値は正規分布では 3 ですが，通常は 3 を引いた値（Excess kurtosis と呼ばれる）で表します。したがって，正規分布では尖度も 0（ゼロ）です。正の値で裾が厚く，正方向へ長く続きます。外れ値（Outlier）があるときも尖度は正の値をとります。Laplace（二重指数）分布がこれに該当します。

　一方，負の値では裾が薄く，すぐに途切れます。一様分布では尖度は負の値をとります。尖度は漢字から「とがり度」を想像しますが，本来は分布の端（Tail）に関係しています。

　端が長く続く（厚い）と尖度は正の値をとります。このとき中心が尖る傾向があるので，「とがり度」というのも誤りではありません。尖度が正の値を示す Laplace 分布は，実際すごく尖って見えます。Box 104 のデータの尖度は 0.567 と正の値なので，外れ値の存在がやや疑われます。

　最後に，正規性の検定について述べます。

　統計ソフト JMP™ では，Shapiro-Wilk 検定と Kolmogorov-Smirnov Lillefors（KSL）の検定が示されます。2,000 例以下では Shapiro-Wilk 検定，2,000 例超では KSL 検定が示されます。このサンプルデータは 7,937 例のため，KSL 検定の結果だけが示されました。$P = 0.0100$ なので正規性は否定されますが，多数例データで有意になる傾向がありま

す。300 例以上のときには過検出になるとも言われるので，多数例では参照しないほうがよいでしょう。

　例数に影響されにくい検定として，D'Agostino-Pearson の検定があります（*D'Agostino RB and Stephens MA. Goodness-of-Fit Techniques*, *p.390-391. Marcel Dekker*, *1986.*）。D'Agostino の K^2 検定とも言います。歪度と尖度に基づく統計量を用います。この検定は，逆に例数 < 20 のような少数例には適用すべきではありません。

ごく少数例では t 検定 中級

　t 検定の仮定に正規性がありました。少数例では正規かどうか判断しかねます。そのため，t 検定の代わりにノンパラメトリック検定を使うことが多いかもしれません。正規性を仮定しない検定です。しかし，「ごく少数例では t 検定を使うべき」なのです（Box 106）。

　なぜなら，各群 4 例未満のときにノンパラメトリック版のウィルコクソンの順位和検定を実施しても，決して 5% 有意（両側検定）にはなりません。各群 3 例では最小で $P = 0.0809$（近似検定）または $P = 0.10$（正確検定）です（Box 107）。計算するまでもなく，非有意なら検定する意味がありません。

　対応のあるデータの場合は，順位（Rank）に基づく Wilcoxon

対応のない平均値の比較
　　少数例のとき，分布が正規分布なら対応のない t 検定（Unpaired t-test）
　　分布が歪んでいると思われたら，データ変換してから t 検定
　　1 群 4 例未満と少ないとき，ノンパラメトリック検定では有意になりえない。

対応のある平均値の変化
　　少数例のとき，分布が正規分布なら対応のある t 検定（Paired t-test）
　　分布が歪んでいると思われたら，データ変換してから t 検定
　　6 例未満と少ないとき，ノンパラメトリック検定では有意になりえない。

Box 106　ごく少数例では t 検定がよい

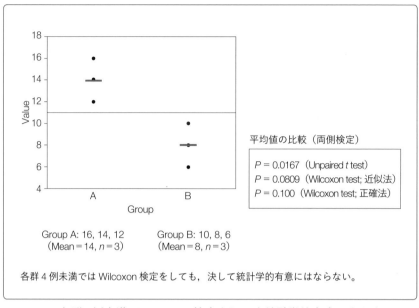

平均値の比較（両側検定）

P = 0.0167（Unpaired t test）
P = 0.0809（Wilcoxon test; 近似法）
P = 0.100（Wilcoxon test; 正確法）

Group A: 16, 14, 12　　Group B: 10, 8, 6
（Mean = 14, n = 3）　　（Mean = 8, n = 3）

各群4例未満ではWilcoxon検定をしても，決して統計学的有意にはならない。

Box 107　各群4例未満でWilcoxon検定をしても統計学的有意にならない

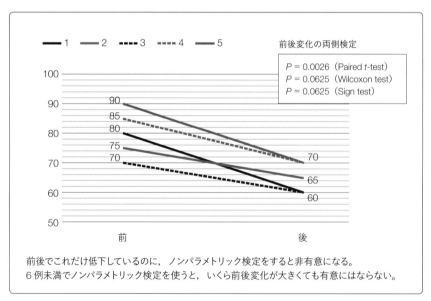

前後変化の両側検定

P = 0.0026（Paired t-test）
P = 0.0625（Wilcoxon test）
P = 0.0625（Sign test）

前後でこれだけ低下しているのに，ノンパラメトリック検定をすると非有意になる。
6例未満でノンパラメトリック検定を使うと，いくら前後変化が大きくても有意にはならない。

Box 108　6例未満でWilcoxon検定をしても統計学的有意にならない

signed-rank test（ウィルコクソン符号付き順位検定）になります。6
例未満では決して5％有意の結果は得られません（Box 108）。5例だと
最小で$P = 0.0625$なので，絶対有意にはならないわけです。検定とは
有意な（偶然を超える）差があるかどうかを判定するために行うわけで
すが，検定するまでもなく非有意になるようなら，検定すること自体に
意味がありません。そこで，このようにごく少数例ではt検定を使うべ
きなのです。

　それでは，少数例ではいつもt検定を使うべきでしょうか。そうとも
限りません。先見情報から，測定値の分布が何かを確認します。身長は
正規分布だと知られているので，t検定を使うべきでしょう。BMIや検
査値など対数正規分布に従っていることが知られていれば，まず対数変
換を行い，その後t検定を使うべきでしょう。

対応のあるデータ解析 　中級

　対応のあるデータ（Paired data）というのは，たとえば前後や左右

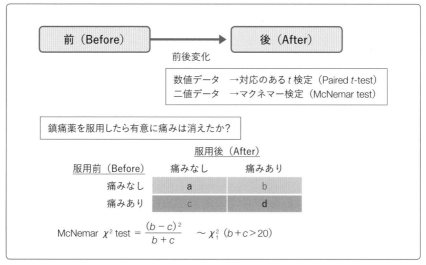

Box 109　対応のある二値データ解析

などのデータです。Box 109 のように，対応を線で結んで表します。

　視力や体温などの数値データなら，その差について対応のある t 検定（Paired t-test）を用います。有意変化があったかどうかの検定です。データの正規性と独立性が前提です。対についてはもちろん従属ですが，対となったデータが独立ということです。対データにすると1標本データになるので，帰無仮説＝0（不変）の1標本 t 検定になります。

　痛みの有無のような二値データなら，McNemar(マクネマー）検定を用います。符号検定（Sign test）は，導出こそ違えど同じです。前後で変化なしというデータは使わず，変化のあったデータだけを使います（Box 109）。データ（b, c）がある程度大きいとカイ二乗近似できますが，少数例のときは二項分布で直接確率を求めます。時点が3つ以上になると，反復測定分散分析のような多変量解析の手法が必要です。

群内変化の検定　[中級]

　RCT は臨床試験のゴールドスタンダードと言われます。それは群間比較試験なので，群間差を検出するのが大目的です。それにもかかわらず，しばしば群内変化の検定がされます。単群試験ならそれしかありませんが，比較試験で群内変化の検定は誤解を招きます。

　Box 110 に示したように，群間差は非有意，被験群の群内変化は有意，対照群の群内変化は非有意のときが危険です。群間には有意差がないのに，群内変化で被験群だけが有意だったことで，被験群は有効だと結論することがあります。これは明らかに誤りです。じつは有意変化ではなく，偽陽性の結果かもしれないのです。

　Bland と Altman はシミュレーションで検討しました。2群比較で各群30例です。初期値は2群とも平均10.0，標準偏差（SD）2.0で生成しました。最終値は2群とも平均10.5，群内変化の SD が1.0になるように生成しました。群間比較（共分散分析）は $P = 0.5$ でした。同一母集団なので差がなくて当然です。群内変化（対応のある t 検定）の P 値

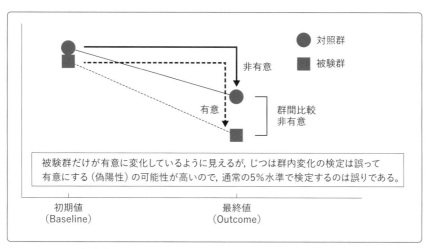

Box 110　群内変化の検定は誤解を招くことがある

は, それぞれ 0.03 と 0.2 でした。これを 1,000 回繰り返しました。群間
比較で $P < 0.05$ になったのは 4.7% でした。名目の有意水準にほぼ等し
くなっています。

　一方, 群内変化で $P < 0.05$ となったのは 75% ありました。一方だけ
が有意というのも 38% ありました。詳しく調べると, 30 例で群内変化
が SD の 0.24 倍のとき, 群内変化が有意になる確率は 25% (0.25), 非
有意になる確率は 75% だとわかります。2 群のうち一方だけ有意にな
る確率は, $2 \times 0.25 \times 0.75 = 0.375$, 約 38% もあるのです。被験群だ
け有意になっても, じつは有意変化ではないのです。偽陽性 (有意) が
相当あることがわかります。

　2 群ともに群内変化はないとしたらどうでしょう。どちらか一方の群
だけ有意になるのは約 10% です。やはり, 有意水準の 5% ではありま
せん。2 群で群内変化の検定をするとき, どちらか一方の群で有意にな
る確率 $= 2 \times 0.05 \times 0.95 = 0.095$ だからです。このように, 群内変化
の検定は偽陽性の結果である可能性が少なからずあります。

　2 群比較試験で群内検定は偽陽性が多いことを述べましたが, どのよ

うに検定すればよいのでしょうか。共分散分析を使うのがベストと言えます。最終値を目的変数（Y）として，初期値の違いを調整して群間比較する手法です。最終値だけを確率変数ととらえ，初期値は固定値ととらえています。最終値を用いる t 検定は，Y軸に関する誤差が大きいので，検定効率は下がります。しばしば，（初期値−最終値）という変化量（Change）を求め，これを目的変数（Y）として，単純に t 検定などを用いる人がいます。これも好ましい手法ではありません。初期値と最終値の差を取ると，その誤差は最終値の誤差よりも大きくなることが多いのです。あまり効率のよい手法ではありません。共分散分析が効率の高い手法です。ただし，共分散分析では共通勾配性という仮定を置いているので確認しましょう。

パラメトリックとノンパラメトリックの違い 初級

　平均値の差の検定と言うと，だれもが Student の t 検定を思いつくことでしょう。男女など2群比較であれば対応のない t 検定（Unpaired t-test），前後差などであれば対応のある t 検定（Paired t-test）を使います。

　この t 検定ですが，パラメトリック検定と言われます。パラメトリック（Parametric）というのは，パラメータ（Parameter）に基づくという意味です。分布にはパラメータが備わっているので，パラメトリック検定とは分布を仮定した検定のことです。分布の代表株は言うまでもなく正規分布なので，正規分布を仮定した検定と言ってもよいでしょう。

　パラメトリック検定では，これらのパラメータを推定する（使う）ことで検定します。1標本 t 検定の t 統計量は，

$$t = \frac{\bar{x}}{s / \sqrt{n}}$$

ですが，パラメータである平均と標準偏差の推定値（$\bar{x}$, s）が使われて

います。ノンパラメトリック検定では分布を仮定しません。そこで，別名，分布に依らない（Distribution-free）検定と呼ぶことがあります。

ノンパラメトリック検定 中級

t 検定では正規性が仮定されていましたが，正規性が怪しいときはどうしましょう。一つは，データ変換して正規近似してから t 検定を適用します。歪んだデータなら対数変換，不等分散データなら平方根変換などが使われます。

変換がうまく行かないときは，ノンパラメトリック検定を検討します。対応のない t 検定（Unpaired t-test）に代わる方法，それが Wilcoxon の順位和検定（Rank-sum test）です。簡単に Wilcoxon 検定とも言います。両群のデータを順位（Rank）に変換し，各群の順位和を比較する検定手法です。

Mann-Whitney も別の角度から同じ検定を導きました。そこで，

分布にはパラメータがある
　　　　正規分布だと，平均と標準偏差がパラメータである。

Non-parametric　→パラメータがない
　　　　正規分布を仮定しない検定

　　　　対応のないデータ
　　　　ウィルコクソン順位和検定（Wilcoxon rank-sum test）
　　　　　　　　順位の情報だけ用いる。
　　　　中央値検定（Median test）
　　　　　　　　　中央値より上か下の情報だけ用いる。

　　　　対応のあるデータ
　　　　ウィルコクソン符号付き順位検定（Wilcoxon signed rank test）
　　　　　　　　順位の情報だけ用いる。
　　　　符号検定（Sign test）/ マクネマー検定（McNemar test）
　　　　　　　　　上がったか下がったかの情報だけ用いる。

Box 111　ノンパラメトリック検定

Mann-Whitney U test（マン・ホイットニーの U 検定）と呼ぶこともあります。Wilcoxon 検定では分布の対称性（Symmetry）を仮定しています。対応のある t 検定（Paired t-test）の代わりになるのが，Wilcoxon signed-rank test（符号付き順位検定）です。対応のある前後などで上がったら +，下がったら − と符号を付けて，さらに順位変換を伴う手法です（Box 111）。

　対称性が怪しいときには，それさえも仮定しない中央値検定（Median test）や符号検定（Sign test）を使うべきでしょう。中央値検定は Wilcoxon 順位和検定の代替，符号検定は Wilcoxon 符号付き順位検定の代替です。中央値検定では，中央値より大きいデータが 2 群の一方に偶然を超えて多くないかを検定します。中央値より大きいか小さいかという二値情報しか用いていないので，二項分布を利用した検定と言えます。符号検定では，対応のある前後変化などの数値を増加・減少という二値情報へ縮約します。符号検定とマクネマー検定（McNemar test）は同じものです。

検定効率 上級

　データが正規分布に従っているときは，t 検定がもっとも検定効率が高いとされます。つまり，より少数例で差を検出できるということです。そのとき順位に基づく Wilcoxon 検定というノンパラメトリック検定を使うと，その検定効率は $3/\pi$（ほぼ 0.95）ということが証明されています。ノンパラメトリック検定のなかでも，検定効率が 5％しか落ちない手法と言えます。

　一方，大小・増減・上下などという二値情報に基づく符号検定もノンパラメトリック検定ですが，この検定効率は $2/\pi$（ほぼ 0.64）です。情報量を相当減らしているため，当然ながら 36％も検定効率が落ちてしまいます。非対称であれば符号検定を用いないといけないこともあるでしょうが，ほぼ対称な分布なら Wilcoxon 検定を用いたほうがよいと

言えます。正規性が知られているようなデータなら，少数例であっても，情報量を減らすことのない t 検定を用いるべきです。

Fisherの正確検定 中級

χ^2 検定はクロス表の数値が大きいときの近似検定ですが，小さいときには正確検定を用います。それが Fisher's exact test（Fisher の正確検定）です。Fisher の直接確率法と呼ぶこともあります。セルの観察度数の期待値で，5 未満があるようなクロス表では使うべきです。

Box 112 のようなデータがあったとします。A 群の有効率は 80%，C 群の有効率は 20% です。2 群間の差の検定は χ^2 検定を考えるわけです

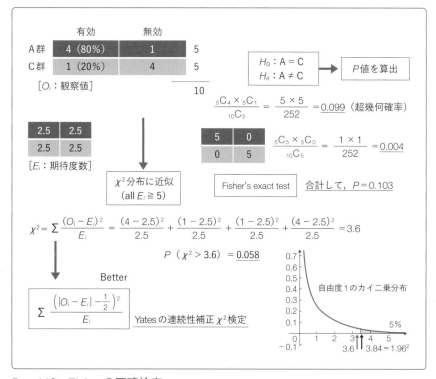

Box 112　Fisherの正確検定

が，$P = 0.058$ でわずかに有意差ではありません。しかし，このクロス表の数値には，「1」という小さな観察度数があります。期待度数も2.5ですから5未満です。そこで，フィッシャーの直接確率法を用います。

P 値とは，現データとそれより極端なデータの出現する可能性です。まず，現データの出現する確率を計算します。10例が5例と5例に分かれる組み合わせは，${}_{10}C_5 = 10! / 5! (10 - 5)! = 252$ 通りです。そのなかで，A群で5例が4：1に分かれるのは ${}_5C_4 = 5$ 通り，C群で5例が1：4に分かれるのは ${}_5C_1 = 5$ 通りです。そこで，このようなクロス表が現れる確率は，$(5 \times 5)/252 = 0.099$ とわかります（Box 112）。これを超幾何確率と呼びます。現データより差が大きくなるクロス表は，Box 112 の1つしかあり得ません。この生起確率は0.004です。両者の和を取り，$P = 0.103$ と算出されます。これでも，わずかに有意差ではありません。

この例は 2×2 表なので確率は容易に計算できますが，もっと大きな表になると少し大変です。特にセル数値が大きいと計算に時間がかかりますが，多くの統計ソフトで正確確率は算出されるようです。セル数値の期待値がすべて5以上であれば，近似である χ^2 検定でよいと思います。

関連性と因果関係 〔初級〕

数値同士の関連性（Association）を見るには，相関係数（Correlation）を用います。直線性の関連ならピアソンの相関係数を見ます。直線相関と言うこともあります。

順序性の関連ならスピアマンの相関係数を見ます。こちらは順位相関と言うことがあります。たとえば，放物線の関係なら順位相関が望ましいでしょう。前者は r，後者は ρ と表記します。

数値同士の因果関係（Causal relationship）を見るには，決定係数（Coefficient of determination）を用います。寄与率とも言います。X によって Y がどれくらい決定されるかを表します。単回帰（$Y = a + bX$）

のとき，決定係数はr^2です。相関係数$r = 0.5$であれば決定係数は0.25，つまりYはXによって25％決まると解釈します。これは，親の身長と子の身長の例に近いと言われています。身長はおよそ25％遺伝で決まるということでしょう。相関係数の目安をBox 113に示しましたが，0.8を超えるとほぼ直線に乗っている感じです。

　相関係数の誤解について3つの事例を示します（Box 114）。

　第一は外れ値があったりすると，本来とは逆の相関係数の得られることがあります。相関係数の値だけを頼りするのでなく，必ず散布図を書いて確認しましょう。

　第二は地域差による誤解です。赤ワインを飲むと心臓病は減るという負の関係が予想されますが，3つの地域データをまとめて解析すると逆の相関係数が得られます。地域ごとにみると負の関係が見られます（Box 114）。赤ワインの飲酒量のように原因変数に地域差があるときは，まとめて相関係数を求めないことが大切です。これも散布図を書いて，地

関連性　　　→相関係数（Correlation coefficient）
　　　　　　　　　　XとYは変えてもよい
　　　　　　　　　　ピアソンの相関係数（直線相関）：r
　　　　　　　　　　スピアマンの相関係数（順位相関）：ρ

因果関係　　→決定係数（Coefficient of determination）
　　　　　　　　　　Xが原因，Yが結果
　　　　　　　　　　XでYがどの程度決まるか
　　　　　　　　　　単回帰→r^2
　　　　　　　　　　　　　　相関係数（r）= 0.5 なら，決定係数= 0.25（25％）
　　　　　　　　　　重回帰→R^2

関連性の程度
　　　　　　$|r| =$　　0~0.2　　　　very weak
　　　　　　　　　　　0.2~0.4　　　weak
　　　　　　　　　　　0.4~0.6　　　moderate（親の身長と子の身長が$r = 0.5$程度）
　　　　　　　　　　　0.6~0.8　　　strong
　　　　　　　　　　　0.8~1　　　　very strong

Box 113　関連性と因果関係

① 外れ値があると関係性を誤る。
正の関係のほうが正しい。

外れ値

正しい

誤り

② 負の関係のほうが正しい。
（Ecologic fallacy）

心臓病

フランス

日本

誤り

中東

赤ワイン

③ 相関が高くても因果とは限らない。

Box 114　相関係数の誤解

域を区別すると気づくはずです。

　第三は戒めです。相関係数が高ければ因果関係とは言えません。相関
係数が高いのは見かけであり，真の原因は別のことがあります。たとえ
ば，飲酒量と肺がんが高相関だとしても，飲酒量が原因とは限りません。
じつは，飲酒量と高相関する喫煙本数が真の原因だったりします。

ピアソンの積率相関係数 [初級]

　ピアソンの相関係数は積率相関係数と呼ばれ，下記の式で表せます。

$$r = \frac{\Sigma (x_i - \bar{x})(y_i - \bar{y})}{\sqrt{\Sigma (x_i - \bar{x})^2 (y_i - \bar{y})^2}} = \frac{Cov(X, Y)}{\sqrt{Var(X)}\sqrt{Var(Y)}}$$

　実際の値は小文字，確率変数は大文字と使い分けています。Var は分
散，Cov は共分散のことです。積率とは Product moment の訳です。平

ピアソンの相関係数

$$r = \frac{\Sigma (x_i - \bar{x})(y_i - \bar{y})}{\sqrt{\Sigma (x_i - \bar{x})^2 (y_i - \bar{y})^2}} = \frac{Cov\,(X,\,Y)}{\sqrt{Var\,(X)}\,\sqrt{Var\,(Y)}}$$

> ピアソンの相関係数は二変数の<u>直線的</u>関連性を見るものであり，Bravais (1844)，Galton (1888) が最初に提案したとされるが，それを積率（Product moment- 式の分子）という用語で整理したのが Karl Pearson (1896) とされる。

相関係数の検定

$H_0: \rho = 0, H_A: \rho \neq 0$（$\rho$ は母集団相関係数を表す）

$$\rightarrow t = r\sqrt{\frac{n-2}{1-r^2}} \quad \sim t_{n-2}\ under\ H_0$$

> 無相関（帰無仮説）の二変量正規分布の下で，自由度 $(n-2)$ の t 分布に従う。非正規分布であっても，n が十分大きいと（漸近的に），これは成り立つ。

Box 115　ピアソンの相関係数と相関係数の検定

均は一次モーメント（一乗），分散は二次モーメント（二乗）ですが，積率とは X の一次モーメントと Y の一次モーメントの積のことです。式の分子がそうです（Box 115）。

　フランス人の Auguste Bravais（1846 年）とイギリス人の Francis Galton（1888 年）が最初に相関係数の概念を提案したとされますが，最終的に積率の枠組みで確立したのがイギリス人の Karl Pearson（1896 年）のようです。このため，ピアソンの相関係数と呼ばれることが多いのでしょう。

　Francis Galton は「Co-relation」と呼んでいたようですが，最後は，「Correlation」に落ち着きました（発音は同じ）。Francis Galton（1822-1911）は近代統計学の父とも呼ばれ，じつは Karl Pearson の先生でした。遺伝学で有名なチャールズ・ダーウィンは，Galton の従兄です。Regression to the mean（平均への回帰）も，じつは Galton が取り上げました。

　相関係数に関する検定としては，t 検定が有名です。Box 115 のように，ピアソンの相関係数（r）を用いて t 統計量を作ります。これが自由度（$n-2$）の t 分布に漸近的に従うことで検定します。

　漸近的というのは，例数（n）が十分大きいという意味です。目安としては，$n > 150$ くらいのようです。この検定は無相関ではないことを検証するものなので，統計学的に有意だからといって，有意な相関があったと言うのは誤りです。統計学的に無相関ではないことを主張しているだけで，強相関だとは言っていません。

　帰無仮説を無相関ではなく，いかなる相関係数の値も可能としたのがフィッシャーです。1915 年にフィッシャーは z 変換というものを導入し，1921 年にその分布上の特徴を著しました。相関係数の分布は歪んでいましたが，彼は素晴らしい変換を考えつき，それを施すと漸近的に正規分布に従うことを見つけました（Box 116）。その変換はフィッシ

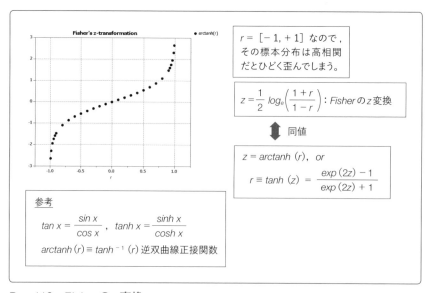

Box 116　Fisher の z 変換

ャーのz変換（逆双曲線正接変換）と呼ばれます。

　標本相関係数の分布をシミュレーションで示しました。相関係数＝0の近辺ではその分布は正規分布に近いですが，そうでないと歪んだ分布だとわかります。ところが，このz変換を施すと，相関係数の値によらず正規分布に近いことがわかります（Box 117）。

　相関係数（r）をz変換すると，帰無仮説の下で漸近的に正規分布に従い，その分散は相関係数の値に依存しないことが示されました。

$$z \sim N\left(\text{arctanh}\,(r),\ \frac{1}{\sqrt{(n-3)}}\right)$$

　これは特定の相関係数に対する検定なので，相関係数は0.5よりも有意に高いことを主張できます。z統計量の標準偏差（つまり標準誤差）

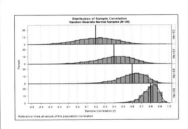

二変量正規分布での相関係数（r）の標本分布（$n = 20$）
　相関係数値が大きいと，左側に大きく歪む。

母集団相関係数 rho(ρ）の二変量正規分布から20例のデータを生成し，その過程を2,500回反復した。反復のたびに標本相関係数を求め，その標本分布をヒストグラムに表した。

rho= 母（集団）相関係数　r=標本相関係数

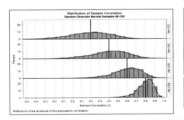

二変量正規分布での相関係数のz変換値の標本分布（$n = 20$）
　相関係数値に関係せず，ほぼ対称な正規分布をする。

反復のたびに標本相関係数のz変換値を求め，その標本分布をヒストグラムに表した。

Fisherのz変換をすると，z値の標本分布はほぼ正規になる。
$$\sim N\left(\text{arctanh}\,(r),\ \frac{1}{\sqrt{(n-3)}}\right)$$

Box 117　Fisherのz変換をすると標本分布はほぼ正規になる

出典：https://blogs.sas.com/content/iml/2017/09/20/fishers-transformation-correlation.html#prettyPhoto

を用いると，相関係数に関する 95% 信頼区間も求めることができます。変換統計量ではよく行うように，z 統計量の 95% 信頼区間を求め，逆変換（双曲線正接変換）で元の尺度へ戻すのです。

偏相関係数 中級

相関係数というのは，二つの変数の間の関連性を示します。偏相関係数（Partial correlation coefficient）というのは，交絡因子の影響を取り除いたときの相関係数です。交絡因子とは関連性に邪魔をする変数のことで，二つの変数とも強く相関しています（Box 118）。

たとえば，身長と胸囲の相関係数は 0.8 だったとします。交絡因子として，年齢が考えられました。年齢は身長とも相関するし，胸囲とも相関します。年齢を固定したとしても，身長と胸囲は関係があるのかを見たいわけです。偏相関係数はそれを示しますが，重回帰分析の標準化回帰係数に比例します。そして，偏回帰係数と呼びます。いろいろな因子の間の関係を分析するような探索的多変量解析を行う前処理として，このような偏相関係数の値を計算したりします。ふつうの相関係数は，擬似の関連性を示している可能性があるからです。

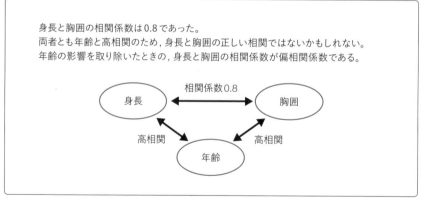

Box 118　偏相関係数（Partial correlation）

一致性の評価 　中級

　相関係数とは，数値同士の関連性を見るための指標です。これを相関分析（Correlation analysis）と呼びます。相関係数が高くても一致しているとは限りません。相関係数はどういった直線に乗っていてもよいからです。$Y = 2X$ にデータが乗っていると相関は高いでしょうが，いつも 2 倍ですから一致していません。

　一致性とは，$Y = X$ には乗っている程度のことです（Box 119）。この一致性の指標のことを，級内相関係数（Intra-class correlation）と呼びます。統計ソフト JMP™ で求めるためのステップを Box 120 に示しました。相関係数を求めるときのデータセットを，少し作り直す必要があります。

　文字変数同士の関連性については，ϕ 係数やオッズ比などで見ます。これを関連性分析（Association analysis）と呼びます。一致性については，Cohen の κ 係数が知られます（Box 121）。腫瘍の CT 画像を二人が判定し，CR/PR か否かを判定します。そして，二人の判定の一致性を見ます。単純な一致度だと，偶然一致する可能性を含んでしまいます。そこで，

　　　（観察一致度）−（期待一致度）

を指標とします。期待一致度とは，偶然一致する可能性のことです。一致度が 0 から 1 になるように標準化したのが，Cohen の κ です。すなわち，

$$\kappa = \frac{観察一致度 - 期待一致度}{1 - 期待一致度}$$

観察一致度＞期待一致度で，観察一致度が 1 であれば，$\kappa = 1$ になります。最高の一致度です。観察一致度が期待一致度より低くなると，κ 係数がマイナスになることがあります。通常は，$0 < \kappa < 1$ です。この例は二値データでしたが，順序データの場合は重み付き κ 係数（Weighted kappa）を使います。一つのずれと二つのずれで，付す重みを変えるの

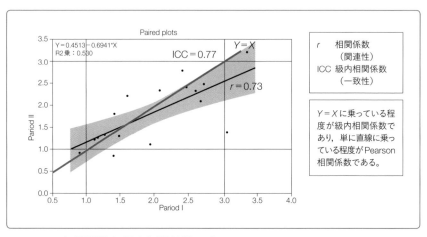

Box 119　相関係数と級内相関係数の違い

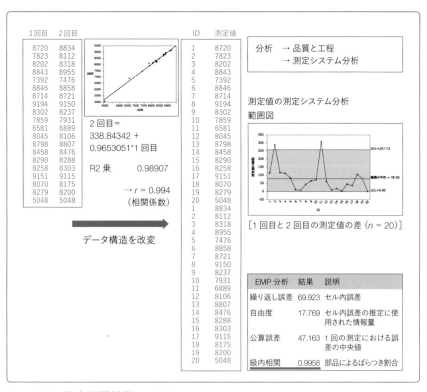

Box 120　級内相関係数 by JMP

関連性（Association）
　　　数値同士なら，相関係数で見る（相関分析 Correlation analysis）。
　　　　　Pearson correlation 直線相関
　　　　　Spearman correlation 順位相関
　　　文字同士なら，ϕ係数やオッズ比で見る（関連性分析 Association analysis）。

一致性（Agreement）
　　　数値同士なら，級内相関係数（Intra-class correlation, ICC）で見る。
　　　文字同士なら，Cohen's κ係数で見る。

$$\kappa = \frac{観察一致度 - 期待一致度}{1 - 期待一致度}$$

　　　順序同士なら，Weighted κ係数で見る（惜しい食い違いは重みを下げる）。

Box 121　関連性と一致性

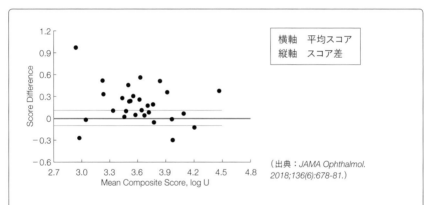

横軸　平均スコア
縦軸　スコア差

（出典：*JAMA Ophthalmol.
2018;136(6):678-81.*）

1回目と2回目の値の一致性を可視化する手法として提案された（*Lancet. 1986;327:307-10.*）。
横軸は1回目と2回目の平均スコア，縦軸は1回目と2回目のスコア差，これを個人ごとにプロットした。
この事例では一致性を見るのではなく，ダークチョコとミルクチョコの*log U*値に関するスコア差に注目した。
　　　縦軸0（同点）が3例，0超（ダークチョコの勝ち）が23例，0未満（ミルクチョコの勝ち）が4例のようだ。
　　　条件付きオッズ比＝23/4＝5.75倍であり，ダークチョコの勝ちである。

Box 122　Bland-Altman プロット

です。

一致性を視覚的に評価する方法が Bland-Altman plot です（Box 122）。横軸に両者の平均，縦軸に両者の差を取り，すべての対データをプロットします。差の平均±2SD（SD は差の標準偏差）にデータが入っていれば，まずまず一致していると判断します。

有病率と罹患率 初級

有病率（Prevalence）とは，当該疾患を有する者の割合を表します（Box 123）。人数÷総人数なので，単位は割合（%）になります。横断研究で有病率を推計することができます。通常，層別無作為抽出で得られた標本を用いて推計します。

層別としては，性別と年齢別などとします。地域や病院種別で層別することもあります。

有病率（Prevalence）
　　当該疾病を有する者の割合を表す。
　　有病率×総人口＝有病者数
　　単位は%

罹患率（Incidence）
　　発生率とも言う。
　　時間単位に何%の人が当該疾病に罹るかを表す。
　　単位は% per year など

有病率（%）＝罹患率（% per time）×罹病期間（time）
　　time としては年など

　　応用例
　　日本人男性の肺がん罹患率＝70人 per 100,000 ＝ 0.0007（0.07%/year）
　　日本人男性の肺がん有病率＝9万人肺がん/6,000万人 ＝ 0.0015（0.15%）
　　　　　　→肺がんの罹病年数＝0.0015/0.0007＝2.1年（2年2ヵ月）
　　　　　　→治癒あるいは死亡までの期間は，平均2年くらいだろう。

Box 123　有病率と罹患率

層別における有病率に抽出率を掛けて，層を併合すれば，全体の有病者数が推計できます。

　罹患率（Incidence）は，ある時間単位あたりの当該疾患患者の発生割合を表します(Box 123)。こちらは縦断研究でないと推計できません。発生率や発現率を呼ぶこともあります。慢性疾患の場合は1年単位とすることが多いため，年1％の罹患率などと言います。単位は「% per year」です。

　罹患率に罹病期間を掛けると有病率が得られます。インフルエンザなど罹患率は高いけど，罹病期間は短いので有病率はそれほど高くありません。糖尿病など罹患率はそれほど高くなくても，罹病期間は非常に長いので有病率は高くなります。

リスクの指標 　初級

　リスクと言うのは一般的用語ですが，専門的にはさまざまな用語があります。専門的には，リスク（Risk）というのは，罹る危険のある人のなかで罹った人の割合です。50歳代の人が1万人いて，100人が糖尿病に罹ったら，50歳代の人の糖尿病リスクは100/10000 = 1％（= 0.01）と言います。

　オッズ（Odds）は，糖尿病に罹った人と罹らなかった人を比較します。この例では100：9900 = 100/9900 = 0.0101（ほぼ1％）になります。イベントが少ないときは，リスクとオッズはほぼ一致します。これらを静的な指標と言います（Box 124）。

　オッズは相反するもの同士の比ですが，Box 125の例を見てください。賛成と反対のほかに，「どちらともいえない」があります。賛成者が多いのはA党とB党，どちらの党でしょうか。このとき，賛成・反対の比を見ればよいです。この比のことをオッズと呼びます。A党の賛成オッズは1，B党の賛成オッズは2ですから，B党のほうが賛成者は多いといえます。何倍多いか，それは2 ÷ 1 = 2倍多いといえます。この2

リスク概念
静的指標
　　　リスク（Risk）＝ #Events/# Persons at risk（割合のこと；人が単位）
　　　オッズ（Odds）＝ #Events/#Non-Events（発現と非発現の比；どちらが優越か）
動的指標
　　　レート（Rate）＝ #Events/#Person-years（人によって観察期間が異なるとき；
　　　　　　　　　　人年が単位）
　　　ハザード（Hazard）＝瞬間の危険度（速度を比較したいとき；早く起こるか遅く
　　　　　　　　　　起こるか）
　　　［# = Number（人数），一般用語としてはこれらすべてをリスクと呼ぶ。］

比の指標
リスク比（Risk ratio）　＝相対リスク（Relative risk）　　→リスクとリスクの比（RR）
オッズ比（Odds ratio）　＝相対オッズ（Relative odds）　　→オッズとオッズの比（OR）
レート比（Rate ratio）　＝相対レート（Relative rate）　　→発生率比
　　　　　　　　　　　　　　　　　　　　　　　　　　　（Incidence rate ratio，IRR）
　　　　　　　　　　　Rate = Incidence rate（発生率）　［期間あたりの発生率の比］
ハザード比（Hazard ratio）＝相対ハザード（Relative hazard）
　　　　　　　　　　　　　　　　　　　　　→ハザードとハザードの比（HR）
　　　　　　　　　　　　　　　　　　　　　　［早期の起こりやすさの比］

差の指標
リスク差（Risk difference，RD），or 寄与危険（Attributable risk）
　　　　　　　　　　　　　　　　　　　　→リスクとリスクの差
レート差（Rate difference），or 発生率差（Incidence rate difference，IRD）
　　　　　　　　　　　　　　　　　　　　→レートとレートの差

Box 124　リスクの指標

　　倍の値のことを，オッズ比（Odds ratio）と言います。
　　　リスクの群間比較には，比の指標か差の指標を使います。比のほうは
相対評価，差のほうは絶対評価に相当します。リスクやオッズの比の指
標は，リスク比（Risk ratio，RR）やオッズ比（Odds ratio，OR）です。
別名，相対リスク（Relative risk）あるは相対オッズ（Relative odds）
です。リスク比は相対リスクのことですが，相対リスクは一般名称とし
て使われることがあります。その意味では，オッズ比も相対リスクと呼
ぶことがあります。差の指標ですが，リスクについてはリスク差（Risk
difference，RD）ですが，オッズについて差の指標はありません。

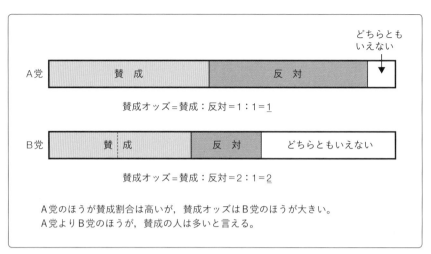

Box 125　オッズ

動的なリスク指標 [中級]

　　時間観念の入ったリスクの指標があります。いわゆる動的な指標です。たとえば，時速 100 km で走る車も時速 50 km で走る車も，自転車より早いことは確かです。その意味では自転車より早いということで同じになります。しかしながら，両者のスピードはかなり違います。このようなことを勘案するような指標として，レート（Rate）やハザード（Hazard）があります。

　　レートでは頻繁に起こしやすいかを表し，ハザードではすぐに起こしやすいかを表します。年に 2 回イベントを起こす人も 1 回起こす人も，オッズやリスクは同じ値ですが，レートは 2 倍になります。また， 1 ヵ月以内にイベントを起こす人と 1 年目に起こす人の危険度は異なりますが，オッズやリスクでは同じ値になります。ハザードではイベントを起こすまでの日数を勘案しますので，早期に起こすほうがハザードは高く計算されます。

　　人によって観察期間が異なると，リスクはあまり適当な指標ではあり

ません。期間の短い人が多い集団ではイベントはまだ起こらず，リスク
は低くなるからです。この欠点を補うのがレートです。人年（Person-
years）という新たな概念が登場します。1人ずつ観察期間を算出し，
その総和が総人年です。0.5 年観察，1 年観察，2 年観察の 3 人がいたら，
総人年は 3.5 人年になります。時間単位あたりの発生割合ととらえられ，
「% per year」などの単位で表されます。動的リスク指標を使うには，
いつ起こしたかといった時間の情報が必要になります。

　リスクの群間比較ですが，動的リスク指標ではレート比（Rate ratio）
やハザード比（Hazard ratio，HR）を使います。別名は，相対レート
（Relative rate）や相対ハザード（Relative hazard）です。リスク比も
レート比も略称 RR になるため，レート比は発現率比（Incidence rate
ratio，IRR）で表すこともあります。レート比もハザード比も，一般的
には相対リスクと呼ぶことがあります。差の指標については，レートに
ついてはレート差（Rate difference），ハザードについてはありません。

副作用のリスク評価 〔中級〕

　D 薬と R 薬の消化管出血という，副作用のリスク評価を考えます（Box
126）。リスクとレートの違いを理解します。観察期間が異なるときは
レートで見たほうがよいのです。D 薬の消化管出血リスクは 2.49%，R
薬では 0.24% ですから，R 薬の D 薬に対するリスク比は 0.10 です。

　レートで見るとどうでしょう。総人年を使います。R 薬のほうが新し
い薬のため，平均服薬期間は短いです。D 薬の消化管出血レートは 9.01
% / 年，R 薬では 3.41%/ 年ですから，レート比は 0.38 です。どちらも
R 薬のほうが安全という結果ですが，リスク比よりもレート比のほうが
その程度は弱まっています。

アウトカム	D薬	R薬
服薬患者数	4907	1649
消化管出血発現者数	122人	4人
総人年	1354.0	117.4
→平均服薬年数	0.276年	0.071年
消化管出血 <u>Risk</u> 　［Proportion］	122/4907 （2.49%）	4/1649 （0.24%）
同 <u>Rate</u>（per person years） 　［Rate］	122/1354.0 （9.01%/年）	4/117.4 （3.41%/年）

R薬のD薬に対する相対リスク
　　Risk ratio = 0.24%/2.49% =0.10
　　Rate ratio = 3.41%/9.01% =0.38
　　→平均服薬年数に大差あるため，Rate ratioのほうが妥当だろう。
［Risk ratio（RR）と区別するため，Rate ratioを，Incidence rate ratio（IRR）と呼ぶこともある。］

Box 126　副作用のリスク評価

ワクチンの有効率 　中級

　薬剤の有効率というのは，有効人数を総人数で割って求めます。1,000人に投与して200人有効であれば，有効率20％です。ワクチンの有効率は少し違います。今般，COVID-19ワクチンの有効率が報道され，迷った人もいるでしょう。

　Box 127に示したように，実薬で10人の発症，プラセボでは100人発症したとします。プラセボで100人発症するところが，実薬だとその中の90人はワクチンで予防され，10人だけが発症した読めます。そこで，100人中90人に有効，有効率90％と定義します。両群とも同数であり，同じ観察期間であることが前提です。それが違っていれば調整解析が必要です。

　ファイザー製のワクチンでは，Box 127に示したように有効率95％

通常の有効率（Efficacy）

$$有効率 = \frac{有効人数}{総人数} \times 100\%$$

ワクチンの有効率（Vaccine efficacy）
実薬（A）　　10人発症
プラセボ（P）　100人発症
　　→プラセボで100人発症するのが実薬で発症回避者=90人
　　　有効率 = 90/100 × 100% = 90%

説明
実薬（A）・プラセボ（P）ともにN人ずつ投与し，COVID-19感染の総観察期間（T）はみな同じと仮定する。
　　$IR_A = 10/NT$, $IR_P = 100/NT$（IR=Incidence rate）
　　→IRR = 10/100 = 0.1（IRR=Incidence rate ratio）
　　　　Vaccine efficacy = $(1 - IRR) \times 100\% = (1 - 0.1) \times 100\% = 90\%$
　　→感染症を相対的に90%抑制すると言える。

実例

Company	実薬	プラセボ	
Pfizer	8	162	→有効率 = (162 − 8)/162 × 100%=95%
Moderna	5	90	→有効率 = (90 − 5)/90 × 100%=94%

両社は数万例の臨床試験を行ったが，アンジェス社はわずか500例。感染例が数例しか出ず，有効性が評価不能の心配がある。

Box 127　ワクチンの有効率

と計算できます。モデルナ製では有効率94％になります。このように，臨床試験に参加した人数が問題なのではなく，肝心なデータは発症者の人数です。いくら1万人参加しても，発症者が数名だと評価に耐えられません。

　日本製のワクチン試験には500人しか参加していません。発症者が数名だったらどうするのでしょうか。たとえば2対0では，偶然を超える差かどうか判断できないでしょう。最低10人は発症者が出るようでないと，パワー不足で評価不能になると思われます。

相対評価 初級

　相対評価をすると，横断的に項目間比較ができます。体重が 100 kg から 80 kg に減ると，相対的に 20％低下です。中性脂肪が 200 mg/dL から 150 mg/dL に下がれば，相対的に 25％低下です。中性脂肪のほうが大きな低下だとわかります。

　これは前後変化の例ですが，群間比較へも応用できます（Box 128）。A 群が 25kg 体重減少，B 群が 20kg 体重減少だと，A 群のほうが B 群よりも相対的に 25％低下（20kg 減少に比べてさらに 5kg 減少）です。

　心臓死などのイベントについても相対評価できます。A 群の心臓死が 10％で B 群の心臓死が 20％だと，A 群のほうが相対的に 50％心臓死を抑制させたことになります。単位や尺度は関係ありません。そして，10％低下は「弱」，20％低下は「中」，30％低下は「強」で見当をつければよいと思います。

　モノの値段の値引き率も同様です。値引きした額で見るとどれがお得かわかりませんが，値引き率を求めるとわかります。

　余談ですが，「Go to eat」は 25％引きですと書かれています（富山県

数値データ
　　A群：25 kg体重減少
　　B群：20 kg体重減少　→A群のほうが25％体重減少＝（25 − 20）/20 × 100％
　　体重は相対で25％低下

二値データ
　　A群：心臓死10％
　　B群：心臓死20％　→A群のほうが50％心臓死抑制＝（20 − 10）/20 × 100％
　　心臓死は相対で50％抑制

相対での目安
　　10％低下（小），20％低下（中），30％低下（大）

Box 128　相対指標で比較

の例)。1万円使って7500円で済むのかと思いきや，そうではないようです。「Go to eat」プレミアム券は1万円券を8000円で買います。8000円で1万円分使えるわけですから，20％引きです。8000円支払って2000円値引きされているので，2000/8000 = 0.25で25％引きと宣伝していますが，どうも値引き率をごまかしているように見えます。

有害事象の評価 中級

特定の薬剤と有害事象（Adverse events; AE）との関係を評価します。Box 129のようなデータが得られたとします。Drug群およびControl群のAE絶対リスクを求め，その差3.8％がDrugによるリスク増分です。その逆数がNNH（Number Needed to Harm）という指標です。NNH = 1/0.038 = 26人，つまり26人に1人の割合でDrugによりAEが増えることを意味します。

これは絶対評価ですが，相対評価もよく使います。両者のAEリスク

Exposure	AE（＋）	AE（－）
Drug	4 (0.04)	96
Control	1 (0.002)	499

Absolute Risk in Drug = 4/ (4+96) = 0.04 (4%)
Absolute Risk in Control = 1/ (1+499) = 0.002 (0.2%)
Absolute Risk Increase (ARI) due to Drug = 0.04 − 0.002 = 0.038 (3.8%)
NNH (Number Needed to Harm) = 1 /ARI = 1/0.038=26人
　　　　　　→ Drugにより, 26人に1人の割合でAEが増える。

Relative Risk（相対危険）due to Drug = 0.04 / 0.002 = 20倍

Attributable Risk（寄与危険）due to Drug = 0.04 − 0.002 = 0.038 (3.8%)

Attributable Risk Percent（寄与危険割合）
　　　　= (Attributable Risk / Absolute Risk in Drug) × 100
　　　　= (0.038 / 0.04) × 100 = 95%　→AE発現にDrugが95％寄与している。

Box 129　有害事象（AE）の評価

142

の比を取り，それを相対危険（Relative risk）と言います。統計用語ではリスク比（Risk ratio）です。実に20倍という高い値です。強くDrugとAEの因果関係を疑う数値です。

　一方，両者のAEリスクの差を取ったのは寄与危険（Attributable risk）と言います。統計用語ではリスク差（Risk difference）です。これをDrug群でのAEリスクで割った値，それが寄与危険割合（Attributable risk percent）です。Drug群の4％リスクのうち，Drugが寄与していると思われる3.8％リスクが占める割合です。この場合，3.8 ÷ 4 = 0.95（95％）ですから，AE発現にこのDrugが95％寄与していることを表します（Box 129）。

集団寄与危険割合 上級

　寄与危険割合と似ている指標に，集団寄与危険割合（Population attributable risk fraction, PAF）があります。曝露群のところを，集団（つまり全体）に置き換えたものです。Box 130に示したように，喫煙の寄与危険割合は75％と算出されます。喫煙者が禁煙すると，喫煙者の肺がんは75％減らせることです。

　一方，集団寄与危険は22％と算出されます。集団として禁煙すれば，集団の肺がんが22％減らせることです。集団での健康政策の波及効果が見られるため，保健の分野で用いられることが多いのです。

　このPAFを算出するには，Box 130のクロス表に示されたようなデータがないとだめかと言うと，それは誤りです。もっと容易に推計できます。それが次のLevinの公式です。

$$PAF = \frac{p\,(RR-1)}{p\,(RR-1)+1}$$

　PAFの推計に必要な情報は2つです。1つは曝露割合（p）です。この例では喫煙割合に関する情報です。禁煙策を導入する地域における数

	D＋（肺がん）	D－（正常）	
E＋（喫煙）	800（2%）	32,000	40,000
E－（禁煙）	2,000（0.5%）	398,000	400,000
全体集団	2,800（0.64%）	430,000	440,000

寄与危険＝曝露群でのリスク－非曝露群でのリスク=0.02 － 0.005=0.015
寄与危険割合＝寄与危険÷曝露群でのリスク=0.015 ÷ 0.02=0.75（75%）
　　　　→喫煙者が禁煙すれば，喫煙者の肺がんは75%減らせる。

集団寄与危険＝集団でのリスク－非曝露群でのリスク＝0.0064 － 0.005=0.0014
集団寄与危険割合＝集団寄与危険÷集団でのリスク＝0.0014 ÷ 0.0064=0.22（22%）
　　　　→集団で禁煙策をとれば，集団の肺がんは22%減らせる。

集団寄与危険割合（Population Attributable Risk Fraction，PAF）の計算式

$$PAF = \frac{p\,(RR-1)}{p\,(RR-1)+1}，\ RR = 相対危険，\ p = 曝露割合$$

喫煙の死亡PAF＝11.5%（*Lancet, 2017*）→みんなが禁煙すれば, 死亡例は11.5%減らせる。

Box 130　集団寄与危険割合（PAF）

値です。もう一つは，喫煙の肺がんに対する相対危険（*RR*）です。こちらは過去の疫学データを利用します。こちらは地域に依存することはないと思われます。喫煙の死亡に対する PAF ですが，2017 年に 11.5%と推計されました（*Lancet. 2017; 389: 1885-906.*）。みんなが禁煙すれば，死亡者は 11.5%減らせることを意味します。

NNT と NNH　中級

　EBM とは科学的根拠に基づく医療で，1990 年代から浸透してきました。EBM の中で治療・予防法の効果と安全性を示す指標として，この NNT（Number Needed to Treat）と NNH が登場しました。NNT は治癒必要数と訳されるように，何人に 1 人の割合で治癒を増やすかを表します。100 人に 1 人の割合より，10 人に 1 人の割合のほうが大きな効果です。この NNT ですが，比較群の割合（死亡率など）の差の逆数で

ARR（Absolute Risk Reduction）
　　従来治療の死亡率 = 3%（0.03），新規治療の死亡率 =2%（0.02）のとき
　　ARR = 0.03 − 0.02＝0.01（1%）

NNT（Number Needed to Treat）
　　治癒必要数
　　有効性の指標で使われる。
　　NNT = 1 / ARR = 1/0.01 = 100人　→100人あたり1人が，新規治療を施すことで
　　　　　　　　　　　　　　　　　　　　救われる。
　　何人にその治療を施すと，従来の治療に比べて治癒例が1例増えるか。
　　小さいほど有効な治療法を意味する。

NNH（Number Needed to Harm）
　　有害必要数
　　安全性の指標で使われる。
　　何人にその治療を施すと，従来治療に比べて有害例が1例増えるか。
　　小さいほど有害な治療法を意味する。

Box 131　NNTとNNH

Lifestyle intervention vs oral/written information（control）in overweight, middle aged patients with IGT

Incidence per person year

Outcome	Follow-up	Lifestyle intervention	Control	RRR（95%CI）	NNT（95%CI）
Diabetes	7 year	4.3%	7.4%	42%（23 to 56）	33（25 to 58）
	Last 3 year	4.6%	7.2%	38%（2 to 61）	37（23 to 721）

Absolute risk reduction（ARR）= 0.074 − 0.043 = 0.031　→年に3.1%糖尿病を減少

Relative risk reduction（RRR）= 0.031 / 0.074 = 0.42　　→相対的に42%低下

NNT = 1 / 0.031 = 33人　→生活様式の変化により，33人に1人の割合で糖尿病を減らす。

Box 132　NNT計算事例
出典：Lancet 2006;368:1673-9.

定義されます。

Box 131 の例では，比較群の死亡率の差は 1%（0.01）ですから，その逆数は 100 人になります。NNH も計算法は同じですが，こちらは有害必要数と訳されます。何人に 1 人の割合で，有害事象を増やすかを表します。こちらは，NNH が小さいほど有害な治療を意味します。

Box 132 に，生活改善の糖尿病予防効果を示しました。介入群の糖尿病の 1 年発生率が 4.3%，対照群のそれが 7.4% ですから，絶対差は3.1% / 年です。NNT は絶対差の逆数なので，1 年あたり 33 人（= 1 ÷0.031）になります。生活改善により，年に 33 人に 1 人の割合で糖尿病を減らせることになります。

予後因子と予測因子 　中級

予後因子（Prognostic factors）というのは，治療法とは無関係（独立）に，アウトカムへ影響する因子のことです（Box 133）。癌死では Stage（進行度）や PS（全身状態）など，慢性心不全では Etiology（虚血性心

予後因子（Prognostic factors）

定義	アウトカム（予後）に影響する因子 治療の有無に関係なく，全般的に影響する因子
事例	脳卒中の予後因子　→高血圧 / 年齢など 癌死の予後因子　→ステージ（進行度）/PS（全身状態）など
用途	臨床試験の層別割付，サブグループ解析，多変量解析の共変量

予測因子（Predictive factors）

定義	治療が効くと予測される因子（バイオマーカー） 陽性のほうが陰性よりも効果が強いと予測
事例	EGFR 阻害薬 Gefitinib（イレッサ®）の予測因子　→EGFR 遺伝子変異（検査が陽性） HER2 阻害薬 Trastuzumab（ハーセプチン®）の予測因子　→HER2 遺伝子変異（検査が陽性）
用途	濃縮（Enrichment）デザイン，精密医療（Precision medicine）

Box 133　予後因子と予測因子

疾患か拡張型心筋症）や LVEF（左室駆出率）などが知られます。

　アウトカムが疾病であるときには，危険因子（Risk factors）と呼ぶこともあります。高血圧患者に対するアウトカムが脳卒中であるとき，脳卒中を起こしやすい危険因子には年齢や塩分摂取などがあります。予後因子は危険因子だけとは限らず，抑制因子も含まれます。脳卒中がアウトカムの例では，地中海食は抑制因子になるでしょう。予後因子は，過去の縦断的観察研究データなどで明らかになります。

　特定の治療法がどういった患者層に反応するのか，それを選別するための因子が予測因子（Predictive factors）です（Box 133）。両者の違いを図示したのが Box 134 です。

　この概念が出てきたのは，バイオマーカー陽性患者向けの治療薬，いわゆる分子標的治療薬が登場したことに遡ります。肺癌患者に対する

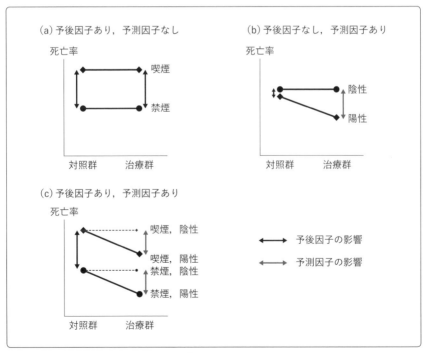

Box 134　予後因子と予測因子の違い

Gefitinib（イレッサ™）の効果予測バイオマーカー，すなわちEGFR遺伝子がその一例でしょう。EGFR遺伝子変異が発現している，すなわち検査陽性だと効果が予測（期待）されます。乳癌や胃癌に対するTrastuzumab（ハーセプチン™）も，HER2遺伝子検査が陽性のときに奏功すると予測されます。標的マーカー検査が予測因子になっています。

こうした検査は治療開始前に行われ，Companion test（or Companion diagnostics）と呼ばれたりします。予測因子は臨床試験の中で明らかになります。新規治療を開発するときにバイオマーカーも同時に開発し，バイオマーカーで患者を選別し，陽性患者で効果を奏するかを探索します。こうした研究プロセスを，Predictive biomarker validationと呼んだりします。効きそうな患者を選定して治療を行う，すなわちPrecision medicine（精密医療）の流れと言えるでしょう。

予後因子は層別化因子として用います。慢性心不全の臨床試験では，予後因子であるLVEF値（たとえば，$< 40\%$と$\geqq 40\%$）で層別化することが多いです。サブグループを構成するときにも予後因子を用います。共変量調整するときにも予後因子を用います。

予測因子は，事前に効きそうな人に絞る濃縮デザイン（Enrichment design）や限定デザイン（Restriction design）で用います。臨床現場における治療ガイドとして，予測因子を用いることもあります。検査で選別してから治療を適用するのです。これは精密医療（Precision medicine）と言われており，オバマ大統領が2015年に提唱した健康政策の一つです（https://obamawhitehouse.archives.gov/node/333101）。

バイオマーカーの開発こそが精密医療の神髄と言えます。Population medicineのEBMからPrecision medicineへの転換期に入ったと言えるでしょう。統計学ではサブグループ識別（Subgroup identification）と言って，Precision medicineへ向けた研究テーマが登場しました。

交絡の起源 初級

　1926 年にフィッシャーは無作為化を提唱しましたが，同じく交絡という用語を 1935 年に使いました。実験計画の用語として出しました。ランダム化をすれば交絡が防げるわけですから，それに気づいたとしても不思議はありません（Box 135）。

　この交絡が注目を浴びるようになったのは，シンプソンの逆説が登場したことでしょう。1951 年のことです。集団ごとに関係を見るとネガティブなのが，全体でみるとポジティブになるという逆説に気づいたのです（Box 136）。もちろん，真の関係はネガティブのほうです。「木を見て森を見ず」ではなく，「鹿を追う者は兎を顧みず」でしょうか。

　古くは，相関係数の創始者カール・ピアソンも気づいていたという説があります。また，アドニー・ユールも同じようなことを言っていまし

フィッシャーが最初に交絡（confounding）と言う用語を用いた。
　　交絡を防ぐとされる無作為化は，同じフィッシャーが1926年に唱えていた。
　　[*Ronald A. Fisher* (1935)：*The design of experiments*, pp.114-45.]

シンプソンが逆説として提唱し，交絡の概念が再認識された。
　　男性でも女性でも効果ないのに，全体で見ると効果あるのが一例である。
　　冷水と冷水を混ぜたらお湯になる現象に例えられるが，矛盾・逆説・カラクリではないか。
　　[*Simpson EH* (1951) : *The interpretation of interaction in contingency tablcs. JRSS Ser B. 13* (2)：238-41.]

カール・ピアソン，アドニ・ユールは，それ以前に同様のことを言っていたようだ。
　　そこで，Simpson's paradox のほか，Yule-Simpson effect とも呼ぶ。
　　[*Pearson K*, *Lee A*, *Bramley-Moore L* (1899) : *Genetic* (*reproductive*) *selection: inheritance of fertility in man*, *and of fecundity in thoroughbred racehorses. Philosophical Transactions of the Royal Society A 192: 257-330.*]
　　[*Yule GU* (1903) : *Notes on the theory of association of attributes in statistics. Biometrika. 2: 121-34.*]

ロスマンは交絡の定義を定式化した。
　　相関係数の矛盾ではなく，いわゆる三角関係の図式で定式化した。
　　[*Rothman KE* (1986) : *Modern epidemiology. Boston: Little and Brown.*]

Box 135　交絡の起源

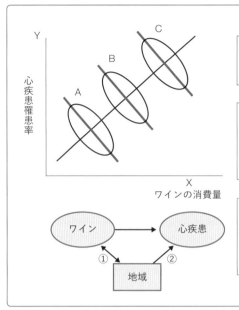

A集団もB集団もC集団もXとYの関係はネガティブだが，全体でみるとポジティブに見えてしまう。

地域ごとではワインの消費量が増えると心疾患は減るが，全体で見ると逆の関係が見られる。それが逆説である。ワイン消費国フランスにちなんで，French paradox と呼ぶ。

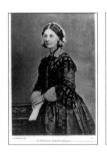

ロスマンの図式に整理すると，①地域ごとにワイン消費量は異なり，②地域ごとに心疾患罹患率も異なる。つまり，ワインと心疾患の関係で「地域」が交絡になっていた。

Box 136　シンプソンの逆説（Simpson's paradox）

In comparing the deaths of one hospital with those of another, any statistics are justly considered <u>absolutely valueless</u>, which do not give the ages, the sexes and the diseases of all the cases.

（病院ごとの死亡率を比較した統計は，ほとんど意味がないと考えられる。なぜなら，それらの統計は年齢・性別・疾病を考慮していない。）

[Florence Nightingale（1820-1910）は，イギリス人看護師であり，統計家だった。From: page 59, in "Notes on nursing: What it is and what it is not"（1859）]

Box 137　フローレンス・ナイチンゲールは，1859年に交絡に気づいていた

た。アントキシンと言われる中和抗体が死亡率を下げるという仮説を立てたのですが，じつは性差が死亡率低下の真の原因だったという例を挙げたそうです。そうしたことから，Simpson's paradox と言ったり，Yule-Simpson effect と言ったりします。

　看護師で統計家でもあるナイチンゲールはすでに交絡の存在に気づい

ていました。著書の中で，病院同士を比較するときに交絡となる年齢・
疾病などを考慮しなければナンセンスだと書いています（Box 137）。

交絡の定義と検証　中級

　珈琲と心筋梗塞の関係を探ります（Box 138）。もちろん仮想数字です。
この両者の関係だけを見ると，虚の関係をつかんでしまうことがありま

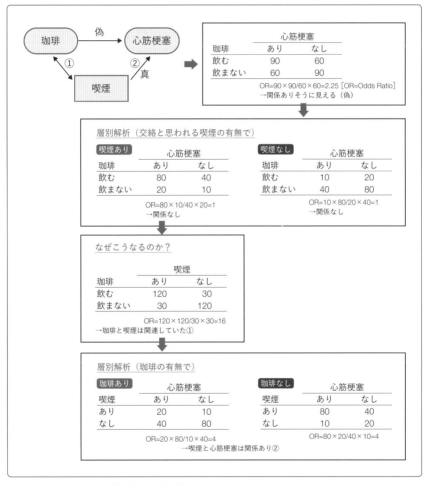

Box 138　珈琲と心筋梗塞の関係

す。喫煙が変に絡んでいるのです。

　因果関係を調べるとき，混乱させるのが交絡（Confounding）です。単純に珈琲と心筋梗塞の関係を見ると，オッズ比（Odds ratio，OR）は 2.25 となり，一見関係がありそうに見えます。しかし，交絡と思われる喫煙の有無で層別解析すると，いずれの層もオッズ比は 1 であり，関係なしという結論になります。

　なぜ，このような違いが生まれるのでしょうか。珈琲と喫煙に強い相関（OR = 16）があるからです。そのため喫煙と強相関する珈琲まで，心筋梗塞と関係あるデータが出るのです。どちらが真実かと言うと，それは層別解析のほうです。珈琲は心筋梗塞の原因ではありません。心筋梗塞の真の原因は喫煙です。珈琲の有無によらず，喫煙と心筋梗塞の関係が確認されます（Box 138）。

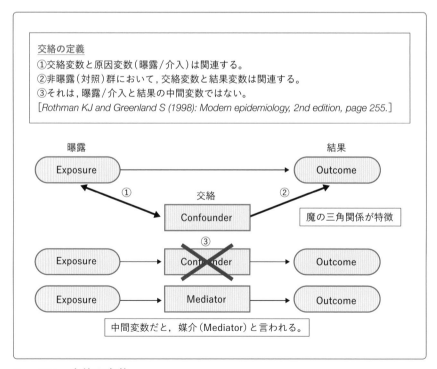

Box 139　交絡の定義

交絡因子は原因変数と関連が強く，結果変数とも関係します（Box 139）。いわゆる「魔の三角関係」と言えます。このほかに，第3の条件があります。交絡因子は曝露と結果の中間にはないという条件です。これをロスマンの3条件と言います。中間変数だと媒介（Mediator）と呼びます。珈琲と心筋梗塞の関係は虚であり，真実は喫煙と心筋梗塞の関係でした。このように明確なのはあまりなく，どちらも少しずつ結果変数に影響するのが通常です。

　交絡の検証をしてみましょう（Box 140）。運動不足と心臓病の関係を考えるとき，喫煙は交絡因子でしょうか。ロスマンの3条件で確かめます。喫煙する人に運動不足は多い。これは正しいでしょう。運動不足でなくても喫煙と心臓病は関連する。これも正しいでしょう。運動不足のため喫煙するようになり，その結果として心臓病になるわけではない。これも正しいでしょう。したがって，喫煙は交絡因子だとわかります。

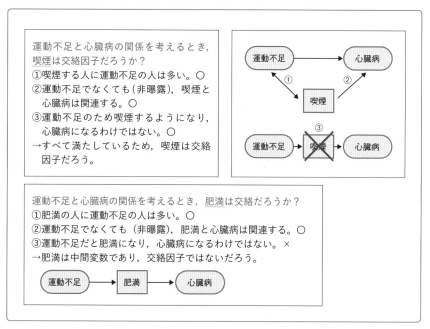

Box 140　交絡の検証

肥満はどうでしょうか。肥満の人に運動不足は多い。これは正しいでしょう。運動不足でなくても肥満と心臓病は関連する。これも正しいでしょう。運動不足だと肥満になり，その結果心臓病となるわけではない。これは正しくないでしょう。連鎖関係になっていると思われます。したがって，肥満は交絡因子ではないと思われます。

共変量と交絡 　中級

共変量あるいは共変数とは，結果変数と共に動く変数のことです（Box 141）。したがって，共変量と結果変数は相関します。変量（Variate）と変数（Variable）はほぼ同義語ですが，変量は確率変数に用いるので

用語

Covariate	共変量
Covariable	共変数

変数は主に数学用語，変量は確率変数のことで統計学用語
「共」は結果変数と「共に」動くという意味で，結果変数と相関するのが共変量である。

共変量が原因変数とも関連するとき，それを交絡変数と呼ぶ。
関連には程度があるため，強い共変量であれば調整するほうがよい。

Confounding	交絡
Confounder	交絡因子 / 交絡変数
Confounding factor	交絡因子（医学・疫学で主に用いる。）
Confounding variable	交絡変数（統計学で主に用いる。）

共変量は統計用語，交絡は疫学用語である。
医学用語は，予後因子（prognostic factor）や危険因子（risk factor）である。

原因/結果に関連する変数
① 人口統計的変数　　→年齢，性別，BMIなど
② 疾病状況　　　　　→重症度，罹病期間など
③ 予後因子　　　　　→喫煙，運動不足，高血圧など
④ 操作的変数　　　　→施設（病院），地域，医師など
⑤ 結果変数の初期値

Box 141　共変量と交絡の違い

統計用語です。この共変量が原因変数とも関連すると，それは交絡変数になります。この関連には強弱の程度があるので，交絡にも強弱が存在します。

因果推論をするときに問題になるのは，何と言っても交絡です。疫学研究で交絡と言うと危険因子のことで，臨床研究では予後因子と言ったところでしょう。Box 141 に示したように，交絡を表す名称はいろいろありますが，微妙にニュアンスが違います。

臨床研究で薬剤の副作用を確かめるとき，適応バイアス（Confounding by indication）がよく問題になります。消炎鎮痛剤であるアセトアミノフェンと喘息の関係が疑われますが，アセトアミノフェン処方の適応である「発熱」が喘息の真の原因かもしれません。このとき，発熱という適応が交絡になることがあるのです。

共変量調整の対象となる変数にはどのようなものがあるでしょうか。年齢・性別のような人口統計的変数，重症度などの疾病状況，喫煙などの予後因子，施設などの操作的変数，そして結果変数の初期値があります（Box 141）。これらの共変量で調整解析することを共変量調整（Covariate adjustment）と言います。交絡ではない共変量もありますが，交絡かどうかは程度問題です。そこで，結果変数と関連する共変量は調整することが多いのです。

調整解析 上級

交絡が生じていると，比較する 2 群で共変量分布が異なります。背景因子の偏りと呼ばれます。高齢者が多い群では死亡率が高くても当然ですから，年齢を調整しなくてはならないわけです。

Box 142 に共変量調整のイメージを表しました。共変量を平均値に合わせて，群間比較するのが調整解析（Adjusted analysis）です。共変量は結果変数と相関するので，Box 142 のように傾斜線に沿って調整します。平均値へ合わせたところの値を調整平均（Adjusted means），両

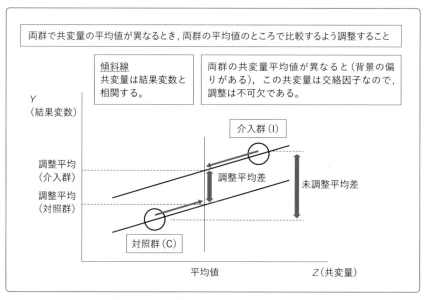

Box 142　共変量調整のイメージ

群の差を調整平均差と言います。共変量が両群とも同じだと仮定したときの，結果変数の差のことです。

　共変量の影響と治療効果を区別しやすくするため，対照群のところへ介入群を合わせた図が Box 143 です。介入群を対照群へ合わせるときに下がった（調整された）分，それが共変量の影響です。共変量の影響を除いても残っている差，それが真の治療効果になります。調整平均差と共変量の影響の和，それが見かけの平均差です。

　Box 144 では，交絡の影響が大きいときと小さいときを対比しています。交絡が強いと傾斜線は急になります。交絡が弱いと緩やかになります。交絡が強いと，その影響が強いため，交絡調整の程度は大きいです。左側の例では，A 群の死亡率を年齢で交絡調整すると，B 群の死亡率に重なりました（Box 144）。すなわち，A 群と B 群の見かけの死亡率差はすべて交絡の影響だとわかります。交絡が弱いと，年齢で交絡調整しても，まだ A 群と B 群の死亡率は異なります。これが調整平均した後

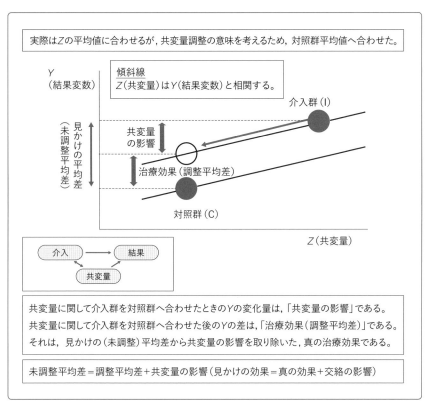

実際はZの平均値に合わせるが，共変量調整の意味を考えるため，対照群平均値へ合わせた。

Y
（結果変数）

傾斜線
Z（共変量）はY（結果変数）と相関する。

介入群（I）

見かけの平均差
（未調整平均差）

共変量の影響

治療効果（調整平均差）

対照群（C）

Z（共変量）

介入 ⟶ 結果
共変量

共変量に関して介入群を対照群へ合わせたときのYの変化量は，「共変量の影響」である。
共変量に関して介入群を対照群へ合わせた後のYの差は，「治療効果（調整平均差）」である。
それは，見かけの（未調整）平均差から共変量の影響を取り除いた，真の治療効果である。

未調整平均差＝調整平均差＋共変量の影響（見かけの効果＝真の効果＋交絡の影響）

Box 143　治療効果と共変量の影響

の差，つまり真の治療効果です。

　Box 145 は，鉛が知能を下げるかという疫学研究です。交絡は両親の教育年数です。それは結果である子供の IQ にも影響するし，原因である鉛の摂取量にも関係します。高い交絡では，鉛の摂取量による IQ の見かけの差は，すべて教育年数の影響だとわかります。低い交絡では，教育年数の影響を取り除いても，まだ鉛の影響が残ります。これが，真の鉛の影響だと言えます。

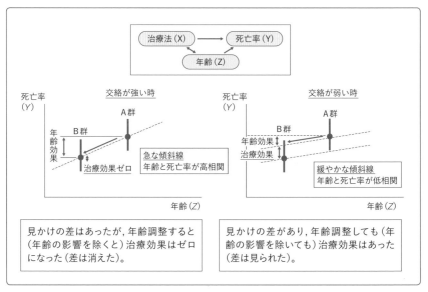

Box 144　交絡が強い時と弱い時の対比

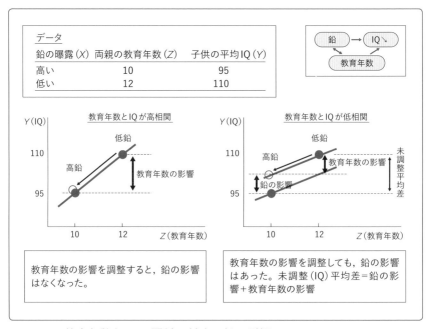

Box 145　教育年数とIQの関係に対する鉛の影響

調整解析の利点　上級

　日本語では調整と言ったり，補正と言ったりします。いわゆる標準化の考え方になります。英語では，「adjusting for」や「controlling for」と言います。「of」ではなくて，「for」を使うことが大切です。

　結果に影響するのが共変量です。ベースライン（Baseline）は結果変数の初期値ですが，結果に影響するので共変量です。背景因子（Background factor）すべてが共変量ではありませんが，共変量である背景因子に偏り（群間差）が見られたら調整すべきでしょう。調整の有無を $P < 0.05$ による偏りの有無で判定するのではなく，共変量であれば多少の偏りでも調整すべきではないかと思います。。

用語
共変量調整	Covariate adjustment
ベースライン調整	Baseline adjustment
交絡調整	Adjustment（Adjusting）for confounding
〜で調整する	Adjusting for 〜
	Controlling for 〜

より平易な用語として，「〜で補正する」と訳すこともある。

説明
ベースラインは結果変数の初期値だが，広い意味で共変量を指すこともある。
　　　　　共変量には予後因子，危険因子，初期値などが含まれる。
背景因子（background factor）も同義だが，共変量ではない項目もある。
背景因子の分布が比較群で異なるとき，背景因子の偏り（imbalance）と呼ぶ。

共変量調整する利点
① バイアスが排除できる。
　　　　　交絡の影響（交絡バイアス）を取り除き，正しい結論が得られる。
② 解析の効率が高くなる。
　　　　　共変量で共分散分析すると，比較効率が高まる。
　　　　　結果へ影響する共変量の効果を取り除けば，誤差は減る。
　　　　　[共分散分析：結果変数＝比較群＋共変量＋誤差
　　　　　　分散分析：結果変数＝比較群＋誤差]

Box 146　調整解析の利点

共変量で調整解析する利点は2つです（Box 146）。第一はバイアスの排除です。バイアスには選択・情報・交絡とありますが，ここでは交絡バイアスの排除になります。正しい因果推論をするために必要だということです。第二は，共変量を考慮することにより結果変数の誤差を減らせます。そのことで調整平均の標準誤差が小さくなり，検定効率が上がります。バイアスを排除し，精度を上げること，これは統計学の二大目標なのです。

ベースライン調整ガイドライン 中級

欧州 EMA は 2015 年，ベースライン調整のガイドラインを出しました。新医薬品の第3相 RCT を念頭に置いています。RCT ですから背景因子

このガイドラインは，新医薬品等の検証的ランダム化比較試験（第3相）を念頭に置いている。
[*European Medicines Agency: Guideline on adjustment for baseline covariates in clinical trials. London, 2015.*]

ベースライン共変量は結果変数の初期値だけでなく，その他の結果変数に影響する共変量も含まれる。
割付の層別化因子や臨床的な予後因子など強い共変量は，有意な偏り（群間差）がなくても共変量調整したほうがよい。
共変量を調整するには層別解析結果の併合という手法もあるが，ここでは回帰分析を主に扱っている。

① 共変量は事前に明記すること
　　事後に変数選択法を通じて，調整する共変量を決定するようなことは避ける。
　　第3相試験では，そうした共変量は事前に明らかなはずである。

② 治療と共変量との交互作用は，特別な理由がない限りモデルへ含めないこと
　　共変量が性別だとすると，治療・共変量交互作用とは男女で治療効果が異なることを表す。
　　それが強く疑われるようなら，層別化割付を伴うようなデザインを考慮する。
　　交互作用検定の検出力は低いことに注意する。$P < 0.05$ ではなく，$P < 0.2$ あたりが推奨される。
　　事後に強い治療・共変量交互作用を認めたら，その理由をよく吟味する必要がある。

③ 調整解析と未調整解析の結果を比較すること
　　大きく異なっていたら，その理由をよく吟味しなければならない。
　　RCTでは強い交絡（共変量の偏り）は起こりにくいので，交絡調整しても結果はあまり変わらないはずである。

Box 147　欧州EMAのガイドラインの骨子

に偏りはあまり見られませんが，強力な共変量（予後因子）に偏りが少しでもあると，それは結果へ影響してきます。したがって，そうした共変量は調整するよう勧められています（Box 147）。

　その選択は知見に基づき，変数選択法などで決定すべきではありません。また，治療と共変量の交互作用という項をモデルに含めるべきではありません。交互作用はないのが理想です。もし交互作用が見られたら，その理由をよく吟味する必要があります。実施前に予想されたら，共変量で層別化することを計画時に考慮すべきでしょう。

　最後に，調整解析と未調整解析の結果が類似することを確認すべきです。観察研究では強力な交絡の可能性があるため，結果は大きく異なることもあるでしょう。しかし，RCT ではそれは起きにくいのです。したがって，両者の結果は類似しているはずです。観察研究では共変量調整は因果推論の強力な武器ですが，RCT では検定効率を上げるほうを主眼としているのでしょう。

交絡と交互作用 　中級

　交絡はこれまでも説明してきたように，因果推論を混乱させる要因のことです。三角関係で表せます（Box 148）。どちらかというと，計画法に関する概念です。

　一方，交互作用は解析上の概念です。2 つの変数があって，両者の和よりも大きな影響のあることがあります。いわゆる相乗効果と言われるものです。

　逆に，両者の和より小さな影響のこともあります。いわゆる相殺効果です。これらが交互作用です。男性と女性で効果が異なること，これも男女間で交互作用が見られると言います。

　両者を図示したのが Box 149 です。男女で結果が異なることが交互作用です。このような結果になると，解釈が難しくなります。交絡とは何かというと，男女別の結果と全体の結果が食い違うことです。男性では

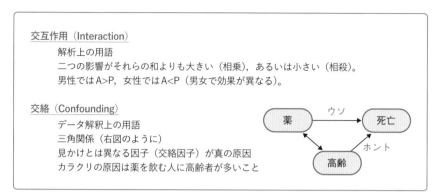

Box 148　交互作用と交絡

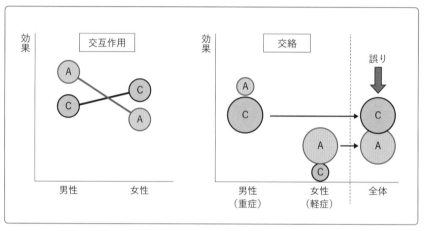

Box 149　交互作用と交絡の図示

　C治療，女性ではA治療が多いといった不均衡（Imbalance）があると，このようなことが起こります。全体だけを解析すると見誤ることがあります。交絡が疑われる因子で層別解析することが，非常に大切なのです。

　Box 150は，握力に影響する要因分析です。筋肉量と関節炎の有無が説明変数です。両者の和で表される②のモデルを主効果モデルと言います。握力は筋肉量に比例するものの，その影響は関節炎の有無で異なる場合（③の交互作用モデル）があります。このような場合には，交互作用項を含めたモデル解析が必要となります。

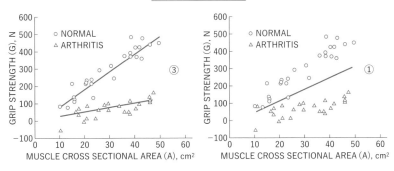

Box 150　握力に影響する要因分析モデルのいろいろ
出典：*Glantz SA (2005): Primer of Biostatistics, 7th ed. P.163.*

その他の統計手法

ブートストラップとジャックナイフ 上級

　　コンピュータを駆使した手法（Computer intensive methods）と呼ばれます。コンピュータによる反復計算の速さを利用した統計手法です。ブートストラップ法は Efron 博士により 1979 年に提唱されました。ジャックナイフ法は Quenouille 博士がアイディアを 1949 年に提案し，探索的データ解析（EDA）で有名な John Tukey 博士が発展させ，ネーミングしたと言われます（Box 151）。コンピュータの性能が高まってきた 1990 年代から，この分野の研究も進んだようです。

ブートストラップの開発者

　　スタンフォード大学の Bradley Efron 教授（1938-）が開発者である。
（原著）Efron B. Bootstrap methods: another look at the jackknife. *Ann Statist* 7: 1-26, 1979.
ロシア系のユダヤ人
国際統計賞（International Prize in Statistics）の 2 番目（2019）の受賞者
1 番目（2017）は David Cox 博士（1924-2022），3 番目（2021）は Nan Laird 博士（1943-）

ジャックナイフの開発者

　　フランス人の Maurice Quenouille 博士（1924-1973）が最初のアイデアを出したとされる。
Quenouille MH（1949）. Problems in plane sampling. *Ann Math Statist*. 20: 355-75.
EDA（Exploratory Data Anaysis）で有名な John Tukey が，さらに発展させ，ネーミングしたとされる。
Tukey JW（1958）. Bias and confidence is not quite large samples（abstract）. *Ann Math Statist* 29: 614.

Box 151　開発の歴史

ブートストラップ法は，主に信頼区間を構成するときに用います。求めたい統計量の標本分布がわからないときに有用です。平均値の標本分布は t 分布と知られていますが，たとえば ROC 曲線の曲線下面積（AUROC）などはわかりません。

　あらためて標本分布とは何だったのでしょうか。母集団から標本を無作為に抽出したとき，統計量（たとえば中央値）は抽出された標本ごとに変動します。統計量の標本間変動を表すのが標本分布です。解析的に統計量の標本分散が求められれば，その平方根でもって標準誤差が定義されます。そうすれば，統計量の点推定値 ± 1.96 ×標準誤差，この正規近似による公式を用いて 95％信頼区間が構成できます。

　ブートストラップでは解析的ではなく，その操作をシミュレーションで行うのです（Box 152）。現データは標本です。標本は 1 つしかないわ

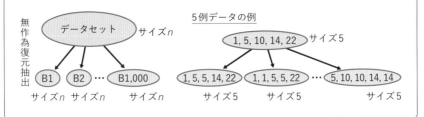

現データ（n 例）から復元抽出＊で，無作為に n 例のデータを抽出する。
それを 1,000 回〜 10,000 回程度繰り返す。
　　＊復元抽出＝抽出されたら，再度元へ戻すこと
　　→同じデータが複数回抽出されることがある。

ブートストラップサンプル（B1 〜 B1,000）ごとに，標的の統計量を求める。
標的の統計量を中央値だとする。1,000 個の中央値の平均を「標本中央値」，
1,000 個の中央値の標準偏差を「標本中央値の標準誤差（SE）」と定義する。

小さい順に並べ替え，真ん中 95％（26 〜 975 番目; 2.5％点〜 97.5％点）を
「標本中央値」の 95％信頼区間（CI）と定義する。パーセンタイル法と呼ぶ。

平均 ± 1.96 × SE で 95％CI を求めることもできる（正規近似法）。
統計量の標本分布が解析的に求められないときに優れた手法である。

Box 152　ブートストラップ法

けですが，現データから復元抽出で無作為に標本を抽出することは可能です。復元抽出とは，一回データが抽出されても，それをまた戻す（復元する）ことです。復元抽出をすると，標本の同じデータが複数回抽出されることもあります。標本サイズが n だとすると，復元抽出により同じサイズのデータセットを作ります。このようにして得られたデータセットを，ブートストラップサンプルと呼びます。通常，1,000 個から 10,000 個のブートストラップサンプルを作ります。この作業ですが，コンピュータでしかできない反復作業です。

　ブートストラップサンプルごとに，標的の統計量を求めます。たとえば，サンプルを 1,000 個発生させたとします。標的の統計量を中央値だとすると，1,000 個の中央値が得られることになります。この 1,000 個の中央値の分布を，中央値の標本分布だとみなすわけです。中央値についてはその標本分布は解析的に求められますが，そうではなくシミュレーションでも求められるわけです。1,000 個の中央値の平均を標本中央値，その標準偏差を標本中央値の標準誤差と定義します。95％信頼区間とは 1,000 個の中央値の真ん中 95％ですから，下側 2.5％（つまり下から 26 番目）から上側 2.5％（下から 975 番目）でもって，95％信頼区間と定義するわけです。この方法はパーセンタイル法と呼んだりします。正規近似法により，標本中央値 ± 1.96 × 標準誤差で 95％信頼区間を構成することもできます。

　ジャックナイフ法もブートストラップ法と同様に，95％信頼区間をシミュレーションで求める方法の一つです（Box 153）。現データから 1 例除いて得られる，$(n-1)$ 個から成るデータセットを作ります。1 例除く方法は n 通りあるので，そうしたデータセットは n 個作れます。100 例のデータセットであれば，n 個から 1 個を選ぶ組み合わせの数，すなわち 100 個の新たなデータセットが作られます。そうではなく，除かれる 1 例を無作為に選ぶことも可能でしょう。同じ 1 例が除かれることもあることから，100 個のデータセットにはまったく同じものも現れます。さらに，無作為に除く 1 例を決めるとき，別に 100 個に限らず，

データセットから1例だけ非復元で取り除き，
$(n-1)$ 例のデータセットを n 個（J1 〜 Jn）作る。

n 個のデータセット（J1 〜 Jn）ごとに，標的の統計量を求める。
標的の統計量を中央値だとする。n 個の中央値の平均を「標本中央値」，
n 個の中央値の標準偏差を「標本中央値の標準誤差（SE）」と定義する。

平均 ± 1.96 × SE で，平均の95%CIを求める（正規近似法）。

標的の統計量を中央値とする。
J1＝（10+14）/2=12
J2＝（10+14）/2=12
J3＝（5+14）/2=9.5
J4＝（5+10）/2=7.5
J5＝（5+10）/2=7.5

これらの平均値（9.7）を標本中央値と定義する。
これらの標準偏差（2.25）を標本中央値の
標準誤差（SE）
と定義する。中央値の95%CIは
9.7 ± 1.96 × 2.25 = 4.2 to 14.2

データセット　サイズ n

J1　J2　…　Jn

サイズ $(n-1)$　サイズ $(n-1)$　サイズ $(n-1)$

5例データセットの例

1, 5, 10, 14, 22　サイズ5

5, 10, 14, 22
サイズ4

14, 22, 1, 5
サイズ4

1, 5, 10, 14
サイズ4

10, 14, 22, 1
サイズ4

22, 1, 5, 10
サイズ4

Box 153　ジャックナイフ法

もっと多く，1,000個や10,000個のデータセットを生成することも可能です。

　Box 152には，5例のデータを示しました。標的の統計量は中央値としました。5例のデータから，4例（サイズ4）のデータセットを5個生成しました。それぞれについて中央値を計算します。これらの平均を標本中央値と定義します。この例では9.7です。これらの標準偏差が標本中央値の標準誤差なので，標準誤差は2.25です。正規近似法により，9.7 ± 1.96 × 2.25 = 4.2 to 14.2 が95%信頼区間です。パーセンタイル

法はこの場合は使えません。なぜなら，標本中央値が５つしかないから
です。パーセンタイル法で95％信頼区間を構成するときは，標本が
1,000個〜10,000個あるようなときに用います。

　現データから再抽出 (Resamping) という考え方のもとに，複数個の
標本を生成し，それにより標本分布を作り上げています。こうしたシミ
ュレーションを駆使した手法は，コンピュータの性能が上がったために
可能となった手法です。統計量の推定値（$\hat{\theta}$）の良さを測る尺度として，
不偏性と精度というのがあります。その両者を加味したのがMSE(Mean
square error, 平均二乗誤差)，つまり，

$$MSE \equiv E[(\hat{\theta} - \theta)^2] = Ver(\hat{\theta}) + [E(\hat{\theta}) - \theta]^2$$

です。ここで，θは真の値，$\hat{\theta}$が推定値です。第一項は分散，すなわち
ばらつきを表します。第二項はバイアス（偏り）の二乗です。精度が高
く，偏りが小さければMSEは小さくなります。新たな統計量を提案す
るとき，このMSEを計算します。その際，こうしたシミュレーション
の技術を用います。

無作為化検定 上級

　英語で無作為化検定 (Randomization test) ですが，カイ二乗検定や
t検定のような近似ではなく，確率操作のみで直接確率を求める検定で
す (Box 154)。並べ変え検定 (Permutation test) というのもよく聞かれ
ますが，並べ替え検定は無作為化検定の一つと言えます。

　２群比較の例で見てみましょう。平均値の差であればt検定，中央値
であればWilcoxon検定を用いるでしょう。これらの適用には仮定があ
ります。t検定では正規性，Wilcoxon検定では対称性などです。

　無作為化検定ではそうした仮定を設けません。２群のデータをプール
（併合）し，そこから無作為抽出によりA群とB群へ分けます。

Randomization test by R.A. Fisher (1935)
並べ替え検定（Permutation test）はその1つである。

2群の平均差の例
プールしたデータを，確率操作で2群に分ける（非復元抽出により）。
10例のデータを2群（5：5）に分ける。　→ $_{10}C_5 = 252$通り
{# 現データより群間差が同じか大きくなる分け方}/252＝片側P値と定義する。
確率化の操作のみでデータの出現確率を算出する。
　　　　　　　[#: Number]

利点
正規性・等分散性の仮定は不要である。
対称性の仮定も不要である。
少数例のときに有用である（仮定の見極めが困難なため）。
2群の平均差（t検定の代替）の例を挙げたが，あらゆる検定の代替になる。

Box 154　無作為化検定（Randomization test）

現データ

被験群	対照群
5	1
7	3
8	6
12	6

Sum　32　　16
Mean　8　　4

（参考のため）
t検定　　　　　　両側$P = 0.082$
Wilcoxon検定　両側$P = 0.110$

1, 3, 5, 6, 6, 7, 8, 12
（プールした8個のデータ）

2群への分け方（非復元抽出で）
$_8C_4 = 70$通り

1, 3, 5, 6
(Sum = 15)

6, 7, 8, 12
(Sum = 33)

現データ（左上），またはそれより差が広がるのは
下記の3通り
①現データ　対照群　1,3,6,6 (Sum 16)
　　　　　　被験群　5,7,8,12 (Sum 32)
②　　　　　対照群　1,3,5,6 (Sum 15)
　　　　　　被験群　6,7,8,12 (Sum 33)
③　　　　　対照群　1,3,5,7 (Sum 16)
　　　　　　被験群　6,6,8,12 (Sum 32)

片側$P = 3/70 = 0.043$,
両側$P = 0.043 \times 2 = 0.086$（無作為化検定の$P$値）

Box 155　無作為化検定の例（2群の平均値の差）

Box 155 では，A群4例，B群4例が現データです。プールした8例を4例ずつの2群への分け方は，$_8C_4$ = 70通りあります。現データか，それより差が広がる確率がP値ですから，3通り ÷ 70通り = 0.065 です。これは片側P値ですが，それを2倍すると両側P値です。このようなデータが偶然にして起こる確率を頻度で定義しています。

この検定の本質は再抽出（Resampling）です。現データから非復元無作為抽出を繰り返し，2群データを生成します。一つのデータから再抽出により複数のデータを生み出し，それによってP値を求める検定です。これは平均値の差の検定の例ですが，どのような統計量であっても無作為化検定は容易に実施できます。

モデルの性能（Performance）には以下の6つの側面がある。

1．較正性（Calibration）
      モデルの物差しはずれていないか
      観察確率と予測確率の一致性（Box 157）
      Brier score（〜決定係数R^2）
      Hosmer-Lemeshow test（ロジスティックモデル）による確認（Box 158）

2．正確性（Accuracy）
      事実と予測との一致率〜予測妥当性（Predictive validity）
      PPV（Positive predictive value），NPV（Negative predictive value）

3．判別性（Discrimination）
      違う集団（疾病と正常など）を，どの程度正しく判別できるか
      感度・特異度，c統計量（AUROC, Box 159）

4．再分類性（Reclassification）
      NRI, IDI, etc.

5．臨床的有用性（Clinical usefulness）
      Kaplan-Meier plot で分かれるか（with log-rank test, Box 160）

6．一般可能性（Generalizability）
      他のデータにも当てはまるか
  a）内部検証（Internal validation）
      現データの内部で検証する
  b）外部検証（External validation）
      外部のデータで検証する

Box 156　予測モデルの性能評価

交差検証 [上級]

　疾病予測モデルの研究が進んでいます。疾病の発症や再発の予測であったり，死亡や合併症の予測であったりします。回帰モデルが広く使われてきましたが，機械学習のアルゴリズムも使われるようになってきました。分岐型モデル，サポートベクターマシーン，ニューラルネットワークなどです。どういった手法を用いたとしても，その予測の精度あるいは性能を確認しておく必要があります。そうでないとデタラメな予測かもしれないからです。

　Box 156 に性能評価の 6 つの側面を挙げました。第 1 は較正性（Calibration）です。物差しがずれていないかです。部分集団ごとに，観察確率と予測確率が合っているかを見ます。Box 157 がその例です。Y=X の直線に合っていれば，較正が成り立っています。そのほか，Brier score や決定係数も指標に使われます。ロジスティック回帰モデルでは，Hosmer-Lemeshow 検定で非有意を確認することもあります（Box 158）。

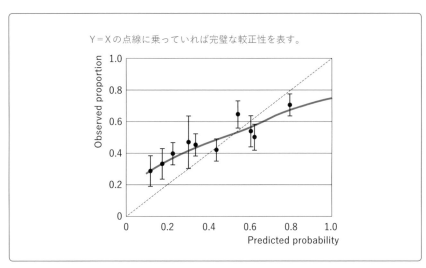

Box 157　較正性（Calibration）の性能評価
出典：Altman DG, et al. *Br Med J* 2009;338:b605.

ロジスティックモデルで予測したときに，Hosmer-Lemeshow検定が非有意で検証した。

Table 3. Calibration of the risk score model in overall and noncar-dioembolic subpopulation

Risk statum	Overall			Noncardioembolic subpopulation		
	n	OR, %	PR, %	n	OR, %	PR, %
1	286	2.45	2.40	187	1.60	2.08
2	261	2.68	2.97	184	1.09	2.78
3	259	2.70	3.51	198	4.04	3.25
4	259	4.25	4.10	192	3.65	3.73
5	256	4.69	4.87	185	3.24	4.28
6	257	6.23	5.64	185	7.03	4.82
7	262	8.02	6.34	186	8.06	5.47
8	259	6.56	7.14	187	6.42	6.33
9	261	8.43	8.36	183	6.56	7.51
10	226	10.18	10.98	159	8.81	10.59
Goodness-of-fit test*						
χ^2		2.30			8.22	
P		0.97			0.41	

OR = Observed event rate; PR = predicted event rate.
* Hosmer-Lemeshow method is used.

Box 158　較正性（Calibration）の性能評価
出典：Kamouchi M et al. *Cerebrovasc Dis* 2012;34:351-7.

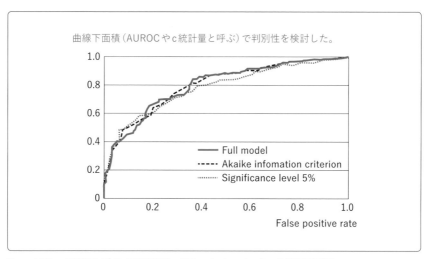

曲線下面積（AUROCやc統計量と呼ぶ）で判別性を検討した。

— Full model
---- Akaike infomation criterion
········ Significance level 5%

False positive rate

Box 159　予測モデルの判別性（Discrimination）の性能評価
出典：Royston P, et al. *Br Med J* 2009;338:b604.

第 2 は正確性（Accuracy）です。これは文字通り，実際の結果と予測結果の一致率で見ます。全体の一致率のほかに，予測結果が陽性（たとえば再発）のときに実際に再発だった割合，その逆も指標になります。これらを陽性的中率（PPV）及び陰性的中率（NPV）と呼びます。これらの指標は，検査精度で用いられているものと同じです。検査の場合は，検査結果から疾病を予測しているわけです。

　第 3 は判別性（Discrimination）です。疾病と正常をどの程度正しく判別できるかを見ます。疾病を正しく陽性とする確率を感度（Sensitivity）と言います。正常を正しく陰性とする確率を特異度（Specificity）と言います。これらは反比例の関係にあるため，二者を総合する指標としては Box 159 のような ROC（Receiver operating characteristics）曲線を用います。横軸は偽陽性率（＝ 1 −特異度），縦軸は真陽性率（＝感度）として，いくつかのカット点での値をプロットして曲線にします。この曲線下面積を判別度の指標としますが，c 統計量や AUROC と呼んだりします。c 統計量とは，病気の人からランダムに選ばれた人のほうが，正常の人からランダムに選ばれた人よりも，病気になると予測される確率の増分です。病気と予測する確率が両者で等しければ，その予測モデルはまったく意味のないものです。デタラメな予測と言えます。この値が大きくなると，病気と正常を正しく判別しています。仮に 100% だとすると，病気の人が病気と予測される確率が100% であり，正常の人が病気と予測される確率は 0% になります。このとき判別は完璧です。AUROC の値は 0.7（70%）以上あれば，かなり良い判別度だと言われています。また，AUROC の値が旧モデルより0.05（5%）以上高いと優れると判断されます。AUROC の標準誤差も求められるので，検定により有意に改善すると主張することもできます。

　第 4 は再分類性（Reclassification）です。指標として，NRI（Net reclassification improvement） と IDI（Integrated discrimination improvement）がよく知られています。新しいモデルと古いモデルを比較して，新しいモデルに変えることで何 % 一致度が改善するかを表す

指標です。0% なら改善なしですが，通常 5% 程度改善すれば，結構良い数値だと言われています。c 統計量だと改善の度合いがよくわかりません。NRI だと，実際の一致率改善割合なのでわかりやすいです。数値の場合は切り口を変えるごとに NRI の値が得られ，それらを積分したような値が IDI です。

　第 5 は臨床的有用性（Clinical usefulness）です。モデルから作られた予後スコア値で二分あるいは三分し，それらの間で予後が分かれていることを確認します。Box 160 は脳梗塞の再発予測モデルで得られたスコアで 3 群（低・中・高リスク）に分け，3 群ごとにカプラン・マイヤー曲線を描いたものです。きれいに再発率が分かれているので，この予

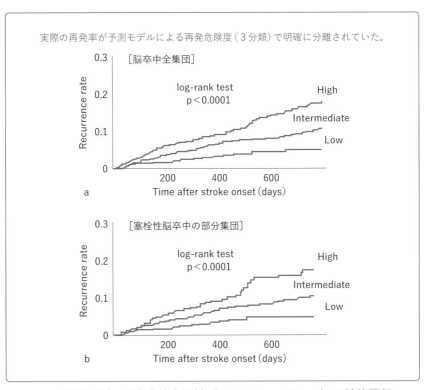

Box 160　予測モデルの臨床的有用性（Clinical usefulness）の性能評価
出典：Kamouchi M et al. *Cerebrovasc Dis* 2012;34:351-7.

測スコアは臨床的に有用だと考えられます。

　これらの5側面が性能評価の基本ツールです。これらはモデルを複雑化すると改善されることがあります。過学習あるいは深堀すると，モデルはデータにどんどんフィットしていくからです。しかし，それが別の同様のデータにフィットするかどうかはわかりません。そうした一般化可能性（Generalizability）が最後の側面になります。これには内部検証（Internal validation）と外部検証（External validation）が知られています。外部検証はまさしく，外部のデータで性能を検証することです。内部検証は今あるデータの内部で検証するわけです。同じデータなら，さらなる検証などできないと思うでしょうが，よく考えれば可能なことに気づきます。その手法が交差検証(Cross-validation, 略して CV)です。

　まず歴史的背景をみておきます（Box 161）。1931 年に Larson 氏がCV のアイディアを提唱しました。Mosteller and Tukey の著書（1968）の中で，初めて k 分割交差検証のような説明がなされました。本格的に

Larson 氏が交差検証のアイディア（一方のデータを回帰分析，もう一方を予測分析へ用いる）を初めて提唱したとされる。
　　　　　Larson S（1931）. The shrinkage of the coefficient of multiple correlation.
　　　　　J Educ Psychol. 22: 45-55.
次の本のチャプターで初めて，現在の「k-fold CV」のような説明がなされたようである。
　　　　　Mosteller F and Tukey JW. Data analysis, including statistics.
　　　　　IN: Handbook of Social Psychology. Addison-Wesley, Reading: MA, 1968.

モデルの性能評価のための手法として CV を確立したのが，Geiser 氏および Stone 氏だと言われている。
　Geisser S（1975）. The prediction sample reuse method with applications. *J Am Statist Assoc*. 70: 32-8.
　　　　　Seymore Geiser 氏（1929-2004）は，反復測定分散分析の「Greenhause-Geisser correction」でも知られる。
　　　　　t 分布を多変量へ拡張した T^2 分布の提唱者－ノースキャロライナ大学 Harold Hotelling 教授の下で，彼は1955年，博士号を取得した。
　Stone M（1974）. Cross-validatory choice and assessment of statistical predictions. *J Royal Statist Soc* B36: 111-47.

Box 161　交差検証の歴史

確立されたのは，Geisser（1975）および Stone（1974）の頃だと言われています。

交差検証の目的とするところは，現データだけを使って，現データの中（内部）で検証することにあります（Box 162）。まず，現データを

主眼
　現データだけを使って（現データの内部で）検証する。
　現データを，訓練（training; T）コホートと検証（Validation; V）コホートへ分ける。
　訓練コホートでモデルを作り，検証コホートで性能（Performance）を確認する。
　　訓練の代わりに，開発（Derivation），学習（Learning）と言うこともある。
　　検証の代わりに，検証（Test）を使うこともある。

各種手法
　Hold-out CV（差出 CV）
　k-fold CV（k 分割 CV; k=5 or 10 が多い）
　Leave-one-out CV（一例抜き CV）
　Bootstrap CV（ブートストラップ CV）

名称の根源
　クロスアポイントメント（兼任）でわかるように，両方で検証するという意味だろう。
　T と V に分け，最初は 1 番目のコホートで開発し，2 番目のコホートで検証する。
　次は 2 番目のコホートで開発し，1 番目のコホートで検証する。クロスして見える。

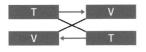

Box 162　内部交差検証（Internal cross-validation，略して CV）

Hold out = 差出す（T から V へと）
現データをランダムに 2 分割する。
　一方を Training data（T），もう一方を Validation data（V）と言う。
　通常，T：V は 4：1 あるいは 3：1 に分ける。

　　　　T　　　　V

T で予測モデルを開発し，そのモデルを V に差し出して（当てはめて）性能を見る。

実際的には T で複数のモデルを開発し，V で最高性能のモデルを選択する。

Box 163　Hold-out CV（差出交差検証）

訓練（Training）コホートと検証（Validation）コホートへ分割します。訓練コホートのデータでモデルを構築し，検証コホートで性能を確認するのです。差出 CV，k 分割 CV，一例抜き CV，ブートストラップ CV など各種の手法が存在します。クロスアポイントメント（兼任）でわかるように，クロス（Cross-），つまり両者で検証（Validation）から命名されました。T と V に分け，第 1 番目の T でモデルを構築し，第 2 番目の V でモデルを検証します。

　最初の手法は差出 CV です（Box 163）。現データをランダムに 2 分割します。一方を訓練データ（T），もう一方を検証データ（V）と言います。通常，T：V は 4：1 あるいは 3：1 に分割します。T で予測モデルを構築し，そのモデルを V へ差し出して（当てはめて），モデルの性能を見ます。実際には，T で複数のモデルを開発し，V で最高性能のモデルを選ぶことが多いでしょう。

　次の k 分割 C V は，もっともポピュラーな交差検証の手法です。まず，現データを k 個のサブ集団に分割します。k = 5 あるいは 10 とすることが多いようです。ここでは k = 5 の例を見ましょう（Box 164）。現データを 5 分割し，訓練データ（T）を 4/5，検証データ（V）を 1/5 にします。T と V の組み合わせは 5 通りあります。T でモデルを開発し，

現データを，ランダムにk個のサブ集団へ分ける。
　k = 5あるいは10を使うことが多い。次の例はk = 5の場合である。
現データをランダムに5分割する。訓練データ（T）を4/5, 検証データ（V）を1/5とする。

| T | T | T | T | V |

右図のように，5通りの組み合わせがある。

| T | T | T | V | T |
| T | T | V | T | T |

T（4/5）でモデルを開発し，V（1/5）で性能を確認する。
5つのモデルで最高性能のものを選ぶ。

| T | V | T | T | T |
| V | T | T | T | T |

代替案も考えられる。
Tのモデル開発より，2〜3個のモデルに絞り込む。
5つのVでモデルごとに性能指標を求める。
5つの性能指標の平均を求め，最高性能のモデルを選ぶ。

Box 164　k-fold CV（k分割交差検証）

Vで性能を検証します。5つのモデルができるので，その中でももっとも性能の良いモデルを選ぶのです。代替案も考えられます。5つのTでのモデル開発を通じて，可能性のあるモデルを2〜3個選びます。5つのVで各モデルの性能値を求め，5つの性能の平均値がもっとも高いモデルを選ぶのです。

　次は一例抜きCVです（Box 165）。n例の現データから1例を抜きます。残りの（$n − 1$）例をTとします。それはn通りあります。それぞれにおいて，Tでモデルを作り，V（1例）で検証します。ここでは1例しかないので，観察と予測の一致度しか見られないでしょう。n個のモデルが作られ，それぞれVで一致度が得られます。もっとも一致度の高いモデルを選ぶのです。n個に分割したことになるので，n分割CVと言ってもよいでしょう。ここでも代替法があります。Tで作られたn個のモデルから，あらかじめ2〜3個に絞ります。検証データVもn個（それぞれ1例のみ）あります。2〜3個の絞られたモデルごとに，n例での一致度が得られますので，その値がもっとも高いモデルを選びます。

---

n例から成るデータがあるとする。
そこから1例だけ抜き取り，それをVとする。残る（$n − 1$）例をTとする。
Tでモデルを作り，Vでその性能を確認する。

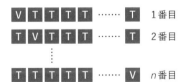

V	T	T	T	T	……	T	1番目
T	V	T	T	T	……	T	2番目
T	T	T	T	T	……	V	n番目

n-fold CV に等しい。
全部でn個のモデルを作り，Vで最高性能を示すモデルを決める。

代替案として，Tで作られたモデルで候補を3つ程度に絞ることもできる。
候補モデルごとに，n個のV（n例）での一致度を求め，もっとも良いモデルを選ぶ。

Box 165　Leave-one-out CV（一例抜き交差検証）

元データから4：1（あるいは3：1）になるように復元を許し（with replacement），ランダムに抽出する。これを1,000回程度繰り返す。

元データ ⟶ T V

1,000個のTで作ったモデルをVで性能検証する。
1,000個のモデルの中でどのモデルが最適かを見極める。

代替案として，あらかじめ3〜5個のモデルを準備し，1,000個のVデータの性能指標の平均で比較する。もっとも性能の高いモデルを選ぶ。

あらかじめ候補のモデルがあれば，元データからブートストラップ標本を1,000個作り，候補モデルの性能指標の平均がもっとも良いモデルを選ぶこともありえる。

Box 166　Bootstrap CV（ブートストラップ検証）

　最後はブートストラップCVです（Box 166）。現データから4（T）：1（V）になるよう，復元を許し，無作為にデータを抽出します。復元を許しているので，TのほうもVのほうも，同じデータが入る可能性があります。この作業を1,000回程度繰り返します。仮に1,000回の場合，1,000個のTで作ったモデルをVで検証します。どれがもっとも性能が良いかを見るのです。代替案として，あらかじめ2〜3個のモデルに絞っておき，1,000個のVでそれらのモデル間で性能比較をします。

　その他にも内部交差検証の方法があります。多施設試験のときがそうです。全体で性能の高いモデルを1つ構築します。そのモデルで本当に良いかを検証するのに，各施設のデータを使います。あらかじめ2〜3個のモデルに絞っておき，それらのモデルを各施設のデータに当てはめて性能評価します。性能の平均値がもっとも高いモデルを選ぶのです。

多重検定　上級

　検定の多重性（Multiplicity）という問題があります。類似した検定を繰り返すことによって，誤って有意（偽陽性）が高まる危険性のことです。類似したというのは，専門的に言うと相関のあることです。多重

検定（Multiple testing）の問題と呼ぶこともあります（Box 167）。

　まず，多群比較（Multiple comparisons）です。多群あると，さまざまの多重比較が可能です。類似した結果が出ると思われる比較もあります。

　たとえば，H（igh），M（iddle），L（ow），P（lacebo）の4群があったとします。用量群が3群あるため，3群のどれかとP群に有意差を見ると，偽陽性が高まります。有意水準を厳しくして評価しなければなりません。いくつかの手法をⅣ章で紹介しました。

　次は多項目検定です。類似した項目が複数あれば，その中の1つが誤って有意になる可能性が高まります。肝機能について検定するとき，AST，ALT，γ GT の3項目に関して検定すると，本当は差がなくても有意差の見られることがあります。似たような項目を複数試せば，どれ

多重性（Multiplicity）
　何回も類似した（相関のある）検定を繰り返すと，誤って有意な結果（偽陽性）としてしまいがちである。
　有意水準を変えるか（多重性の調整），検定を繰り返さないことが大切である。

さまざまな多重検定
　多群
　多重比較（Multiple comparisons）と呼ばれ，すでにⅣ章で述べた。

　多項目
　関係のある複数の項目で検定を繰り返すと，どれか一つは偶然にして有意になりうる。
　対処法　→主要評価項目は1つに / 多重性の調整をする（Bonferroni調整など）

　多時点
　4週時，8週時，12週時で群間比較検定を繰り返すと，どこか一つは偶然にして有意になりうる。
　対処法　→特定の時点をプライマリーと宣言 / 多重性の調整をする。

　多手法
　複数の同様な手法で検定を繰り返すと，どれか一つは偶然にして有意になりうる。
　対処法　→特定の手法をプライマリーと宣言する。
　感度分析と称して，結論が変わらないかを見るために多手法を適用するのはよい。

Box 167　多重検定

か一つは有意になることが偶然にして起こるのです。数打てば当たるということです。この解決には, 主要な項目を1つだけ定義することです。3項目を合成することもあるでしょう。3項目の間には相関がありますから, O'Brien の手法など相関を考慮した合成が必要です (*Biometrics. 1984; 40: 1079-87.*)。

次は多時点検定です。2週, 4週, 8週, 16週の多時点で検定を繰り返せば, どこかの時点だけ誤って有意になることがあります。回避するには主要な時点を1つ決めておくことです。最終時点 (すなわち16週) とすることが多いと思われます。16週のデータがないとき, 8週のデータで補完するという LOCF (Last observation carried forward) 法を加えることもあります。また, 総合的な差異をみるための反復測定分散分析を使うのも一手でしょう。

最後は多手法検定です。*t* 検定, Aspin-Welch 検定, Wilcoxon 検定など, 複数の有意差検定の可能なことがあります。類似した検定を繰り返しても, 偶然にして有意になることがあります。これを防ぐには, 主たる手法を事前に明記しておきます。手法を変えても結果は変わらないことを確認するのを感度分析と言いますが, そこでは多手法検定は許されます。目的が異なるからです。

傾向検定 [上級]

「肉を食べれば食べるほど大腸癌が増える」といったように, 傾向性を見ることがよくあります。原因変数が順序データのときにです。このための検定が傾向検定 (Trend test, or Test for trend) です (Box 168)。その検定結果である *P* 値のことを, あえて傾向 *P* 値 (*P* for trend) と書くことがあります。歴史的には Cochran-Armitage の傾向検定が有名ですが, 現在は回帰の手法を用いる傾向検定が増えてきました。しかも, そこでは他の共変量まで調整できます。

原因変数は順序データのことが多いのですが, 数値データでも可能で

Box 168　傾向検定

　す。そのときは，数値データを4分位（Quartile）や5分位（Quintile）
に分けます。それにより順序データへ様変わりします。同人数で分位に
分けることが多いですが，カット点が明瞭な場合はそこで分けることも
あります。たとえば，喫煙であれば非喫煙，1日20本まで，1日40本
までのようにです。原因変数の順序カテゴリーには1, 2, 3, 4という
整数値を置いたり，カテゴリー内の中央値を置いたりします。

Cochran-Armitage の傾向検定では，原因変数は順序データ，結果変数は二値データです。回帰の手法を用いる傾向検定では，結果変数はいろいろ対応できます。たとえば，飲酒量が増えるにつれて糖尿病のリスクが高くなるか，であれば，結果変数は糖尿病の有無（二値データ）です。そこで，ロジスティック回帰分析を使います。糖尿病の年間発現率ならポアソン回帰分析を使います。糖尿病が発現するまでの時間データなら Cox 回帰分析を使います。傾向検定では原因変数の自由度は 1 ですが，傾向を見ない検定では自由度は（カテゴリー数 − 1）になります。非飲酒のリスクを 1 として，その他の飲酒群のリスクを個々に求めます。

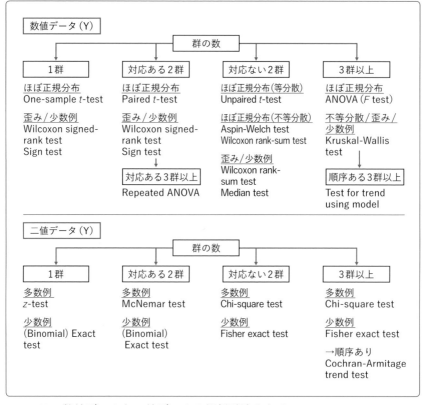

Box 169　数値データと二値データの解析手法まとめ

基本的手法のまとめ 中級

　目的変数のタイプから数値データと二値データに分け，1群の場合，2群の場合（対応の有無に分け），3群以上の場合について基本的手法を整理しました（Box 169）。

　それぞれについて，正規分布を仮定するパラメトリック手法と，それを仮定しないノンパラメトリック手法があります。目的変数が順序データについては特殊な手法もありますが，基本的にはどこかで二分して二値データとするのがわかりやすいでしょう。説明変数が順序のときは傾向検定を用います。打ち切りを伴う日数データなどもありますが，ここでは基本的手法に限って示しました。

サブグループ解析 中級

　年齢によるサブグループ解析とは，たとえば60歳以上の高齢者と60歳未満の非高齢者に分けて解析することです。ところが，60歳以上の高齢者しか解析していない例を見受けます。高齢者で良い結果が得られたからでしょうが，もしそうなら，非高齢者は悪い結果のはずです。悪い結果を除外することは，スピンと言って，「いいとこ取り」の可能性があります。「頭隠して尻隠さず」とも言えます。

　臨床試験など介入研究を行うと，まず全体の結果を示します。その後，部分集団での結果を示します。たとえば，男女別の解析結果などです。この解析のことをサブグループ解析（Subgroup analysis）と言います。

　一方，疫学研究など観察研究では交絡バイアスが関心事です。たとえば，飲酒と心疾患の関係を分析するとき，喫煙という交絡因子が気になります。このとき，喫煙する人としない人に分けて，それぞれにおいて飲酒と心疾患の関係を層別解析（Stratified analysis）します。臨床試験ではサブグループ解析，疫学研究では層別解析のように，用語の使い分けをすることがあります（Box 170）。

臨床試験を実施すると，まず Mother paper を書きます。主論文のことです。Main paper と言ってもよいのですが，どうして「母」なのでしょうか。母とは根源と言うことです。母なる大地，母国語など，礎となるのは母なのです。論文も礎的なものを Mother paper と呼ぶのでしょう。主論文の最後に，サブグループ解析の結果が示されます。メタアナリシスの Forest plot が使われるようになったのは，2005 年頃からでしょう（*Lancet. 2005;365:1308.*）。

層別解析とサブグループ解析
層別解析（Stratified analysis）
　　　　交絡を確認し，調整するために行う解析
サブグループ解析（Subgroup analysis）
　　　　結果の一般性を確認するために行う解析

サブグループ（部分集団）解析の目的
どの部分集団で効果差が大きいかを示すのではなく，どの部分集団でも同様の効果が見られたか（結果の一般性）を示すこと

サブグループ	患者数	併用群	単独群		ハザード比 （95%CI）	交互作用 *P*値
年齢						
＜65yr	2426	57 (4.7)	81 (6.6)		0.71 (0.50-1.01)	0.64
≧65yr	2455	64 (5.2)	79 (6.4)		0.80 (0.57-1.11)	

交互作用*P*値（*P* value for Interaction）
　　65歳未満と65歳以上でハザード比の差に関する検定結果である。
　　P＜0.05なら交互作用は有意（ハザード比に有意差あり）となり，好ましくない。
　　今回は*N*数が大きいため*P*＜0.05でよいかもしれないが，*P*＜0.2あたりで有意と判定することもある。

留意点
年齢層によるサブグループ解析を行うとき，たとえば65歳以上だけ解析するのは好ましくない。
　　　　片割れが良いと，もう片方は悪い（頭隠して尻隠さず）。
事前にどの項目に関してサブグループ解析するかを決めておくのが望ましい（Pre-specified subgroup analysis）。
　　　　事後に設定した場合, post-hoc subgroup analyses（事後的サブグループ解析）と呼ぶことが多い。

Box 170　サブグループ解析と交互作用の検定

レムデシビルの主論文の事例をご覧ください（Box 171）。主論文で
行うサブグループ解析とは，どの患者層でより効いているかを探るため
ではなく，どの患者層でも同様に効いていることによって，あらゆる患
者へ一般化できることを示したいのです。主論文の中で，高齢者だけの
結果を載せるのは好ましくありません。主論文では，高齢者も非高齢者
も同様だということを示します。高齢者だけ何か変わったことを主張し
たいなら，それは目的が異なるので別論文にすべきです。
　臨床試験の主論文で示したいのは5つです（Box 172）。
　第一はフローチャート，患者の流れ図です。第二は患者背景の比較表
です。第三はエンドポイントに関する結果です。第四は有害事象に関す

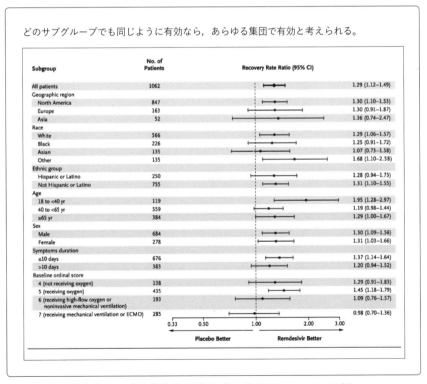

Box 171　サブグループ解析の結果を示すためのForest plotの例
出典：N Engl J Med 2020; 383: 1813-26.

Box 172　論文で示したい内容

る結果です。第五がサブグループ解析の結果です。たとえば，BMI ＞
25 と BMI ＝ 25 〜 30 と BMI ＞ 30 の 3 群に分けて解析します。そして，
サブグループ間で結果が類似していることを確認するのです。そのため
に，交互作用の検定（Test for interaction）を使うこともあります。異
質性の検定とも言います。ここでは，非有意の結果が望まれます。この
検定の検出力は弱いため，$P < 0.05$ で異質とするのではなく，$P < 0.2$
あたりで判断するほうがよいと言われます。ただし，P 値というのは例
数に依存するため，1,000 例を超えるような臨床試験では $P < 0.05$ で判
断してもよいと思います。

　主論文を書き終えると，次の作業仮説を考えます。せっかくの臨床試
験データですから，同じデータでいくつもの副論文を書くのです。著名
な臨床試験だと 100 を超えるような副論文が出ています。最初に考え
られるのがサブグループ解析の論文です。特定のサブグループに限定し
て，その中で様々な解析をします。ここでは，女性だけのように最初か

ら限定します。副論文も主論文も，結果報告の様式はほぼ同じです。

　RCT データのサブグループ解析（サブ解析とも言う）論文で，ICEMAN 声明を確認しなさいと指示されたことがあります。事前設定か否か，サブグループ選択の医学的意味，交互作用検定の実施，多すぎないサブグループの設定（α 過誤との関係），連続変数の場合のカット点の妥当性，この 5 つがそうです。答えられるように準備しましょう。

事前設定と事後解析　初級

　主論文で示すサブグループ解析は，プロトコルで事前設定したものだけに限るべきと言われます。そうでないときは，事後的とわかるように示すべきでしょう。また，副論文でサブグループに限定した詳細な結果を示すときも，当初から計画していれば事前設定（Pre-specified）と副題に書くべきでしょう。事後的に面白い結果が見られたから副論文にした場合，それは事後的（Post-hoc）と副題に書くべきでしょう。事後的結果はたとえ医学的に説明が付いたとしても，たまたま見つかっただけかもしれないのです（Box 173）。

　10 個の独立なサブグループ解析をすれば，40％の確率で誤って有意な結果が得られます。10 個とも非有意となる確率 =（1 − 有意になる

事後解析（Post-hoc analysis）
　事前計画に入っておらず，主要結果を見てから思いついた解析
　サブグループ解析などでよくみられる。
　星探しの可能性があるので，慎重に解釈する。
　エビデンスレベルはコホート研究レベル（RCT レベルでなく）。

事前設定解析（Pre-specified analysis）
　事前計画に入っていた解析
　サブグループを事前に指定している。
　エビデンスレベルは下がらない（RCT レベルのまま）。

Box 173　事後解析と事前設定解析

確率）^{10} ＝ $(1 - 0.05)^{10}$ ですから，少なくとも 1 個は有意になる確率 ＝ $1 - (1 - 0.05)^{10} \sim 0.4$ だからです。本当は有意でないのに，10 回も独立な検定を繰り返すと，1 回は偶然で有意になる可能性が 40 ％もあるということです。サブグループ解析が有意でも偽陽性かもしれません。それを回避したいなら，有意水準は 0.05（5 ％）ではなく，0.005（〜 $1 - \sqrt[10]{0.95}$）とします。ボンフェローニ補正と言います。通常の有意水準（0.05）を検定回数で割るのです。ここで，独立とは関係しあっていない変数のことです。

　どういったサブグループで著しい効果を示すか，いわゆるサブグループ同定（Subgroup identification）に関する研究は，精密医療の分野で進んでいます。効きそうな集団を見つけ出すのです。そこでは探索的多変量解析の手法などを駆使します。偽陽性のこともあるでしょうが，これは探索的なので問題ありません。さらに検証される運命にあるからです。

クロスオーバー試験の解析結果報告 　中級

　RCT には，パラレル（並行群間）とクロス（交差）があります。クロスオーバー試験も無作為割付しますが，分けられた群のことをグループ（Group）あるいは順序（Sequence）と呼びます（Box 174）。どちらも治療群間比較をしますが，パラレルでは個人間で行うのに対して，クロスでは個人内で行います。パラレルのほうが一般的です。クロスの利点は例数を減らせることです。比較の効率を上げるには，誤差を減らすのが一つです。クロスでは個人差（個人間誤差）が除けて，誤差が減るため，必要例数は少なくて済みます。パラレルの必要例数を $N_{pararell}$ としたとき，個人内相関を ρ とすると，クロスの必要例数は，

$$N_{crossover} = \frac{1 - \rho}{2} N_{pararell}$$

になります。仮に $\rho = 0.6$ だとすると，パラレルの 1/5 で済むのです。

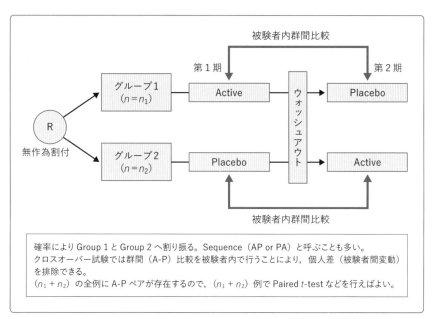

被験者内群間比較

第1期　　　　　　　　　　　　　　　　　　　　第2期

| グループ1
($n=n_1$) | Active | ウォッシュアウト | Placebo |

| グループ2
($n=n_2$) | Placebo | ウォッシュアウト | Active |

R

無作為割付

被験者内群間比較

確率により Group 1 と Group 2 へ割り振る。Sequence（AP or PA）と呼ぶことも多い。
クロスオーバー試験では群間（A-P）比較を被験者内で行うことにより，個人差（被験者間変動）を排除できる。
(n_1+n_2) の全例に A-P ペアが存在するので，(n_1+n_2) 例で Paired t-test などを行えばよい。

Box 174　クロスオーバー試験デザイン

ただ，クロスの実施には細心の注意が必要です。

　クロスの最大の欠点は持ち越し効果です。第1期の効果が第2期まで持続すると，第2期の効果推定にバイアスを生みます。それを防ぐために，ウォッシュアウト期間を設けます。薬剤の場合，半減期の3倍程度が推奨されます。時間を空けるだけでなく，その間にリフレッシュすることもあります。利き酒の試験などでは，第1期のお酒の評価が終わった後，お水ではなくパンでお酒をぬぐい取ります。うがいよりパンで吸収するほうが，残存効果は消えやすいようです。

　クロスオーバー試験の結果報告のポイントを示しました（Box 175）。被験者の流れ図，フローチャートが必要です（Box 176）。患者背景およびエンドポイント初期値のグループ間比較は，Box 177 のように提示するのがよいでしょう。エンドポイントの群間比較の結果は，Box 178 のように書きます。クロスでは個人内で群間比較するため，対応のある

検定を使います。パラメトリックでは Paired *t*-test，ノンパラメトリックでは Wilcoxon signed-rank test を使えばよいでしょう。これらの方法では，時期効果（時期1と2で違う）はないと仮定しています。時期効果を考慮するなら，反復測定分散分析など混合効果モデルで解析すべきでしょう。

1．被験者フローチャートを作成する（Box 176）。

2．Group 1 と Group 2 で，被験者背景／エンドポイント初期値を比較する（Box 177）。
  被験者背景（年齢・性別など人口統計，疾患・状態に関連する項目），複数のエンドポイント初期値を比較する。
  グループごとに，平均・標準偏差などの記述統計を示す。
  エンドポイント初期値については，グループおよび時期ごとに示すほうがよい。
  確率割付が妥当に行われたか，交絡（被験者内比較では関係ない）がないことの確認になっている。
  症例数が少ないことが多いので，検定までは必要としないことが多い。

3．Group 1 と Group 2 で，複数のエンドポイント統計量を比較する（持ち越し効果の確認）。
  A-P と P-A の違いを見ているため，順序効果（Order effect）を確認しているともみなせる。
  純粋な持ち越し効果ではなく，持ち越し効果と治療・時期の交互作用が混ざっている。
  被験者間比較のため検定効率は高くないが，Unpaired *t*-test などで検定しておくとよい。

4．第1期と第2期で，複数のエンドポイント統計量を比較する（時期効果の確認）。
  複数のエンドポイント統計量について，時期効果（第1期と第2期の差異）を確認する。
  必ずしも検定は必要ないが，Unpaired *t*-test（持ち越し効果はないと仮定して）などを使えばよい。

5．時期効果が無視できるようなら，被験者内で Active と Placebo の群間比較をする（Box 178）。
  複数のエンドポイント統計量について，Paired *t*-test などで治療効果を確認する。
  グループ1が n_1 例，グループ2が n_2 例なら，A-P のペア数，つまり例数は（$n_1 + n_2$）になる。

6．時期効果が無視できないようなら，時期効果を含めた混合効果モデル（反復測定分散分析など）で群間比較する。

Box 175　クロスオーバー試験の結果報告のポイント

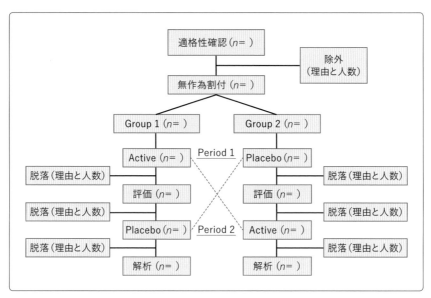

Box 176　被験者フローチャート

被験者背景/エンドポイント初期値	Group 1 (n=16)	Group 2 (n=16)
年齢, Mean（SD）	60.5 (4.5)	61.6 (5.1)
性別（男/女）, 男性割合%	12/4 (75%)	11/5 (69%)
…		
コントラスト感度初期値 [log CS], Mean（SD）	1.65 (0.11)	1.70 (0.12)
中性脂肪初期値 [mg/dL], Median（Q1, Q3）	144 (119, 195)	140 (114, 188)
排便日数 [day/week], Mean（SD）	3.5 (0.7)	3.4 (0.6) [検定は必要ないことが多い]

エンドポイント初期値に関しては，下記のように時期に分けて出すほうがよいかもしれない。

	Group 1 (n=16)		Group 2 (n=16)	
エンドポイント初期値	Period 1	Period 2	Period 1	Period 2
コントラスト感度初期値 [log CS], Mean（SD） …	1.65 (0.11)	1.70 (0.12)	1.70 (0.13)	1.73 (0.13)

Box 177　被験者背景やエンドポイント初期値の報告

Outcome	Active (*n*=32)	Placebo (*n*=32)	Difference (95%CI)	*P*-value
コントラスト感度 [log CS], Mean（SE）	2.00 (0.02)	2.05 (0.02)	0.05 (0.00 to 0.10)	.07
排便回数［日／週］, Mean（SE）	4.54 (0.13)	4.15 (0.12)	0.39 (0.27 to 0.51)	<.001
…				

> この例での解析統計量は，投与（摂取）後のエンドポイント最終値を想定した。投与（摂取）前後の変化量でも可能である。
>
> Group 1 と Group 2 が 16 例ずつなら，Active も Placebo も 32 例になり，32 例のペア差で Paired *t*-test をする。
>   Paired *t*-test を使った場合は，算術平均と標準誤差を報告すればよい。
>   時期効果を加味した混合効果モデルを使った場合は，最小二乗平均（調整平均）と標準誤差を報告する。

Box 178　エンドポイント結果の報告

出典：*JAMA Opthalmology 2018; 136(6): 678-681.*
薬理と治療 2016;44(11): 1621-26. より一部データを転用

生存時間データ　中級

　生存時間データという特殊な解析手法があります。生存時間解析（Survival analysis）あるいはイベント発現時間解析（Time-to-event analysis）と呼びます。起点からイベント発現までの時間データ（Time-to-event data）を扱います。イベントが死亡なら生存時間データ（Survival data）となります。時間は数値なので，その群間比較は *t* 検定でよいと考える人がいます。確かにそうですが，ここでは「打ち切り（Censoring）」という不明データが問題になります（Box 179，180）。不明とは言っても，完全に不明ではありません。その時点まではイベントは起きていないが，いつ起きたかは不明というデータです。イベント発現までの時間はその時点の後になるので，その時間は「○以上（○＋と書きます）」が正しいのです。

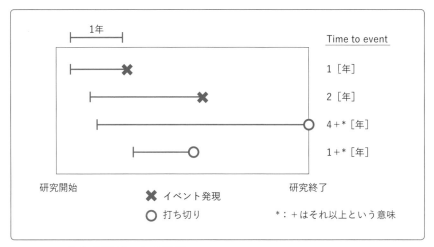

Box 179　生存時間データの状況

アウトカム（結果変数）
　　Time to event　イベントまでの時間データ
　　打ち切りで不明のときは，確認できた日数以上なので，30+日などと表す（30日以上）。
　　Survival analysisの代わりに，Time to event analysisと呼ぶことも多い。

打ち切り（Censoring）
　　打ち切りがなければ，単なる数値データとして扱えばよい。
　　打ち切りデータは時間不明なので除外されるが，除外せず最大限の情報を使って解
　　析する。
　　そこまではイベントが起こっていないことは既知だが，いつ行ったかは不明なデー
　　タ（右打ち切り）
　　　　　これが臨床研究では一般的な打ち切り
　　それ以前に起こったことは事実だが，いつ起こったかは不明なデータ（左打ち切り）
　　　　　症状が現れ診察を受けて見つかった疾患の場合
　　2つの時点の間に起こったことは既知だが，いつ起こったかは不明なデータ
　　（区間打ち切り）
　　　　　定期的な検査で見つかった疾患の場合

主な手法（三種の神器）
　　Kaplan-Meier plot（カプラン・マイヤープロット）
　　Log-rank test（ログランク検定）
　　Cox proportional hazards model（Cox比例ハザードモデル）

Box 180　生存時間解析（Survival analysis）

カプラン・マイヤー法 中級

　こうした打ち切りを伴うデータの分析手法が，カプラン・マイヤー法
（Kaplan-Meier plot），ログランク検定，そして Cox 比例ハザードモデ
ルです（Box 180）。

　カプラン・マイヤー法の例を Box 181 に示しました。縦軸は無増悪
生存率です。増悪あるいは死亡が起きると，プロットが階段状に落ちて
いきます。縦軸が 50% に相当する生存時間のことを，生存時間中央値
（Median survival time, MST）と呼びます。2 群カーブの全体的な差
異の有意性は，ログランク検定（Log-rank test）で見ます。そして，
相対ハザード（ハザード比）を求めるための手法が Cox 比例ハザード
モデルです。この例では，Axitinib（上のほう）の Sorafenib（下のほう）
に対する相対ハザード（ハザード比）が 0.665 ですから，Axitinib は
Sorafenib に比べて 33.5% 増悪・死亡を減らすと読みます。グラフの下
のほう，「Number at risk」はその時点で追跡中の患者数を示しています。

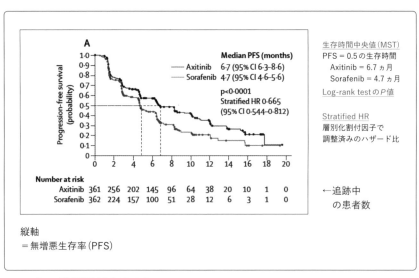

Box 181　進行腎がんの RCT
出典：*Lancet 2011; 378: 1931-39.*

あまりに少ないと，情報は乏しいことを意味します。イベント発現が少ないときは，Box 182 のような持ち上がり型のプロットを描くこともあります。

　カプラン・マイヤー生存率を求めるとき，打ち切り情報を巧みに利用します。そこには 2 つの大きな仮定があります（Box 183）。イベント発現パターンは，開始当初も終盤も変わらないというのが第一です。打ち切り例も追跡例も，その後のイベント発現パターンは変わらないことが第二です。たとえば，心臓死をエンドポイントとします。その前に癌で死亡し，その時点で打ち切りになったとします。癌で死亡された症例は，その後心臓死することはありえません。そうでない追跡例は心臓死するかもしれません。このような打ち切り例は第 2 の仮定を満たさないでしょう。これは競合リスク（Box 184），あるいは情報打ち切りと呼ばれたりします。

　この例では，心臓死を考えるとき，癌死はそれと競合しています。癌

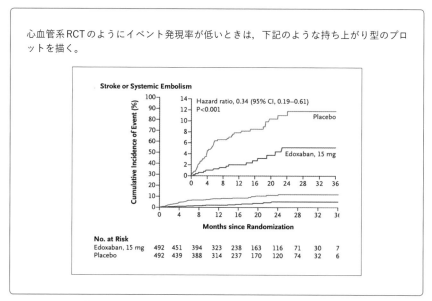

心血管系 RCT のようにイベント発現率が低いときは，下記のような持ち上がり型のプロットを描く。

Box 182　カプラン・マイヤープロットの例
出典：N Engl J Med 2020; 383: 1735-45.

死が心臓死を妨げるからです。一方，転居や研究中止による打ち切りは第 2 の仮定を満たすと思われます。

---

① イベント発現パターンの不変性
開始当初も終盤も，イベント発現状況は同じ
医療水準の変化は見られない。

② 打ち切りとイベント発現の独立性
打ち切り例と追跡例は，その後も，同じイベント発現パターンを示す。
それはどの時点においても当てはまる。
情報打ち切り（Informative censoring）ではない。

Box 183　カプラン・マイヤー推定の仮定

Kaplan-Meier法では，「打ち切り（censoring）とイベント発現ハザードの独立性」を仮定（医事新報 2016; 4813:40-44.）
　　言い換えると，「打ち切り例も非打ち切り例も，その後の関心イベントの起こりやすさは同じ」を仮定
　　現実にはこの仮定を満たさず，いわゆる"Informative censoring"の起きていることが多い。

打ち切りの原因が「競合リスク」であり，イベント発現が「関心イベント」である。

例1
関心イベントが心臓死，競合リスクが癌死とする。癌死（競合リスク）で打ち切りとなった。
非打ち切り例ではその後に心臓死は起こりえるが，打ち切り例である癌死例ではその後に心臓死は起こりえない。
つまり，打ち切りとイベント発現は決して独立ではない。

例2
抗凝固薬を使用していて，関心イベントは脳梗塞，競合リスクは大出血とする。大出血（競合リスク）で打ち切りとなった。
大出血が起きた場合に，抗凝固薬を中止する可能性が高いだろう。そうすると，大出血が起きた例（打ち切り例）のほうが，そうでない例よりも，関心イベントである脳梗塞が起きやすくなると考えられる。これも仮定を満たしていない可能性がある。

バイアス
競合リスクがある場合，Kaplan-Meier推定によるイベント率にはバイアスが含まれる。
　　競合リスクで打ち切りとなった症例では，関心イベントは「起こりにくい」（例1），または「起こりやすい（例2）」。
　　「起こりにくい」とKaplan-Meier推定値は高めになり，「起こりやすい」と推定値は低めになる。

Box 184　競合リスク（Competing risk）

相対生存率 　初級

　生存率というのは，生存者数を総数で割った値のことです。がんの生存率が新聞記事に毎年載ります。その数字は生存率と書かれますが，この定義とは異なります(Box 185)。いわゆる相対生存率が発表されます。相対生存率とは，対象ではない人の生存率に対して何%生存できるかを示します。がん患者の生存率が年50%だとします。がんでない人も亡くなるわけです。がんでない人の生存率が年80%だとすると，相対生存率は約62%（＝50/80）になります。

　もう一例挙げます。コロナ感染症で，80歳以上の死亡率は17%という統計を見ました。一般の80歳以上の死亡率は15%だとしましょう。生存率に直すと，コロナで83%，一般で85%なので，コロナの相対生存率は98%（＝83/85）です。コロナに罹ると，生存率が2%落ちるという意味です。このように，相対生存率は生存率よりも高くなるので注

生存率（Survival rate）
　　　＝ 生存者数/集団総数　 ×100 %
　　　＝（総数−死亡者数）/総数　 ×100 %
　　　絶対生存率と言うこともある。

相対生存率（Relative survival rate）
　　　生存率/疾病でない人での生存率
　　　がん患者の生存率＝50%，がんでない人の生存率＝80%とすると，
　　　がん相対生存率＝50/80×100＝62%
　　　→がん患者だと，ふつうの人の62%しか生きられない。

もう一つの例
　　　コロナ感染症に罹った80歳以上の人の死亡率＝17%　→生存率83%
　　　一般の80歳以上の人の死亡率＝15%　→生存率85%
　　　コロナ相対生存率＝83/85×100＝98%
　　　　→コロナに罹ると，ふつうの人より2%生存率が下がるだけだ。
　　　　→コロナによる超過死亡リスク＝17/15＝1.12倍

公表される統計数字
　　　生存率と書かれていても，それは相対生存率であるのが一般的
　　　相対生存率＞生存率

Box 185　生存率にご注意

意しましょう。なお，コロナによる超過リスク = 1.12（= 17/15）と示すこともあります。

多変量解析 中級

　2つの変数の間の関係を調べるのは単変量解析（Univariate analysis）と言います。3つ以上の変数になると多変量解析（Multivariate analysis）と言います。多変量解析は検証的と探索的に分けられます（Box 186）。

　検証的と言うのは，いわゆるモデル解析あるいは回帰分析の手法です。正規分布を仮定した数値データなら重回帰分析あるいは分散分析，二値データならロジスティック回帰分析，頻度データならポアソン回帰分析，イベントまでの時間データなら Cox 回帰が知られています。探索的では主たる目的変数がありません。多変量のデータの相互関係を探索するのです。主成分分析，因子分析，クラスター分析が主たる手法です。

検証的（Confirmatory）
　　目的［外的］変数が存在する。
　　回帰分析
　　目的変数の型によって統計手法名は異なる。

探索的（Exploratory）
　　目的［外的］変数が存在しない。
　　統計手法
　　　　主成分分析
　　　　因子分析
　　　　クラスター分析
　　　　数量化Ⅲ類
　　機械学習
　　　　サポートベクターマシーン（SVM）
　　　　ベイズ階層モデル
　　　　決定樹モデル
　　　　ランダムフォレスト

Box 186　多変量解析

Box 187　単変量解析と多変量解析

　データマイニングやビッグデータ解析では探索的多変量解析を使います。大量のデータから宝を探そうとするからです。古典的3手法に加えて，サポートベクターマシーン（SVM），ベイズ階層モデル，決定樹解析など機械学習も出てきました。

　単変量解析では交絡変数を考慮していないため，未調整解析（Unadjusted analysis）あるいは粗解析（Crude analysis）と呼ばれることがあります。多変量解析のほうは調整解析（Adjusted analysis）と呼ばれます（Box 187）。交絡があまり制御されない観察研究では，どうしても多変量解析が主たる解析になります。一方，RCTのような場合には単変量解析というシンプルな解析で十分なことも多いのです。

分散分析と重回帰分析の違い　中級

　実験で得られたデータの分析法として，Ronald A. Fisher は分散分析を提唱しました。彼は農事試験場で処置を比較しました。処置の種類が1つだと一元配置分散分析，それが2つになると二元配置分散分析です。

　2つの処置ともに文字変数です。2つの処置の和以上の作用があるときは，交互作用（Interaction）という項を加えます。相乗作用は医学用

語ですが，統計用語では交互作用と言います。交互作用には，2つの処置の和以下の作用（相殺作用）も含みます。結果へ影響する共変量をさらに考慮すると，それは共分散分析と呼びます。

　一方，治療や処置といった主眼のない場合が重回帰分析（Multiple linear regression）です。結果に影響する複数の変数があり，それらは同格です。たとえば病気の危険因子を調べるとき，あるいは疾病の予後予測をするとき，説明変数は同格です。説明変数に数値と文字が混在していてもかまいません（Box 188）。重回帰分析は，

分散分析（Analysis of variance，ANOVA）
　　治療（処置）の群間比較が主眼
　　説明変数は文字変数のみ
　　主効果（文字変数）とそれらの交互作用のみを含む。

共分散分析（Analysis of covariance，ANCOVA）
　　分散分析の拡張
　　治療（処置）の群間比較が主眼
　　交絡変数である共変量を調整した分析

重回帰分析（Multiple linear regression）
　　説明変数は同じ扱い
　　説明変数は文字変数でも数値変数でもよい。
　　リスク因子の分析，予後予測の分析で用いる。

Box 188　分散分析と重回帰分析の違い

---

①　直線性
　　　目的変数と個々の説明変数の直線性を確認
②　独立性
　　　目的変数データはそれぞれ独立（たとえば別人データ）
③　正規性
　　　目的変数は正規分布に従うと仮定
④　等分散性
　　　説明変数の値にかかわらず，目的変数の分散は等しい仮定

この仮定は単回帰分析でも同様である。

Box 189　重回帰分析の仮定

$$Y = a + \sum b_i X_i + e$$

と表せます。そして，

b_i = Partial regression coefficient（偏回帰係数）

$\dfrac{b_i}{SE(b_i)}$ = Standardized regression coefficient（標準回帰係数）

と呼びます。そして，4つの仮定が課せられます（Box 189）。直線性（線形 Linear と言います），独立性，正規性，等分散性，これは単回帰分析も同じです。

ロジスティック回帰分析 [中級]

分散分析も重回帰分析も，その目的変数は数値です。正規分布に従う変数です。しかし，目的変数が二値データのこともあります。たとえば，合併症の有無，回復の有無などです。それらは正規分布とはみなせないので，次のようなロジット変換（ロジスティック変換とも言う）を行い，それに関して直線式を仮定します（Box 190）。

$$P \equiv Pr\,(Y = 1)$$

$$\ln\left(\frac{P}{1-P}\right) = a + \sum b_i X_i$$

イベント数があまりに少ないと，推定値は発散してしまうことがあります。10の法則（Rule of ten）というのが知られており，説明変数の個数 × 10個のイベントが必要です（*Peduzzi P, et al. Journal of Clinical Epidemiology 1996; 49: 1373-9.*）。

コロナワクチンの試験で1万例のデータがあったとしても，コロナ感染者が10名しか出なければ，モデルにワクチンの有無という治療群だけしかモデルに含められません。もちろん，これは目安です。欧米のコロナワクチン試験では，幸いなことに100名ほど感染者が出ていたので，多重ロジスティック回帰は十分可能でしょう。ロジスティック回帰から

重回帰分析

$Y = a + \sum b_i X_i + e$

b_i = Partial regression coefficient（偏回帰係数）

$\dfrac{b_i}{SE\ (b_i)}$ = Standardized regression coefficient（標準回帰係数）

ロジスティック回帰分析

$\ln\left(\dfrac{P}{1-P}\right) = a + \sum b_i X_i$, where $P = Pr\ (Y = 1)$

e^{b_i} = Relative odds（Odds ratio）相対オッズ（オッズ比）

ポアソン回帰分析

$\ln\ (R) = a + \sum b_i X_i$, where R is a rate（% per year）

e^{b_i} = Relative rate（Incidence rate ratio）相対レート（発現率比）

Cox回帰分析

$\ln\left(\dfrac{h\ (t, X)}{h_0\ (t, X)}\right) = a + \sum b_i X_i$, where h and h_0 stand for a hazard and baseline hazard.

e^{b_i} = Relative hazard（hazard ratio）相対ハザード（ハザード比）

左辺のかたちは異なるが，右辺の回帰モデルはすべて同じかたちである。

Box 190　さまざまな回帰モデルと指標

は，相対オッズ（オッズ比）という指標が計算されます。

ポアソン回帰とCox回帰　[上級]

　　目的変数がイベントの有無ではなく，期間あたりのイベント発現率
（Incidence rate）であったらどうでしょうか。イベント発現率（R）の
対数について回帰式を立てます。

$$\ln\ (R) = a + \sum b_i X_i$$

Box 191　Cox回帰の比例性

　これをポアソン回帰と呼びます (Box 190)。ここからは相対レートが算出されます。

　さらに, 目的変数がイベントまでの時間データだったら, それはCox回帰になります。対数ハザードに対して回帰式を立てます。ここからは相対ハザード (ハザード比) が算出されます。

$$\ln\left(\frac{h\,(t,\,X)}{h_0\,(t,\,X)}\right) = a + \sum b_i X_i$$

　国際統計賞の第1回受賞者である, David Cox が1972年に提唱したモデルです。名前をとって Cox 回帰と呼んだり, 式の特徴から比例ハザードモデルと呼んだりします。比例性というのは, どの時点でもハザード比が同じという性質です。補対数プロットや検定による手法などで確認できます (Box 191)。

ロジスティック回帰と Cox 回帰の違い　中級

　エンドポイントは心臓発作など二値データであっても, その解析手法

エンドポイント
　　　どちらも二値データ
　　　たとえば，心臓発作，骨折，ウイルス陰性化

ロジスティック回帰（Cornfield, 1962）
　　　事象の有無で勝負する。
　　　たとえば，1年心臓発作率，1年骨折率，1週陰性化率
　　　オッズ比が指標

Cox回帰（Cox, 1972）
　　　事象発現までの時間（スピード）で勝負する。
　　　たとえば，心臓発作・骨折・陰性化までの時間
　　　ハザード比が指標

Box 192　Cox回帰とロジスティック回帰の違い

はいろいろあります。事象の有無で勝負するのがロジスティック回帰です。これは，Jerome Cornfield が 1962 年に提唱した手法です。一方，事象発現までの時間（スピード）で勝負するのが Cox 回帰です（Box 192）。

　たとえば，抗生物質の細菌陰性化への効果を比較するとします。投与1週後の陰性化率を群間比較するならロジスティック回帰，陰性化までの時間で群間比較するなら Cox 回帰になります。後者はスピードを鑑みた解析手法と言えます。そのかわり，陰性化した時期が明らかでないと解析できません。

適合度　中級

　モデル解析においては適合度が重要です。データに適合していないモデルを使って解析しても意味がありません。Fisher のお嬢さんと結婚した統計家，George Box による有名な言葉があります。「All models are wrong.」です。モデルはみな間違っている，という衝撃的言葉です。それゆえ，モデルの適合度は慎重に確認すべきなのです。

　適合度を見る指標にはいくつかあります。重回帰では R^2 値（決定係

多変量解析とはモデル解析である。
　　　　　モデルがデータに適合していることが前提

"All models are wrong" By George Box（1976; 彼は RA Fisher の娘と結婚した。）

適合度の指標（重回帰）
　　　　　R^2 値　　　決定係数（寄与率）
　　　　　LOF test（Lack of fit 不適合）で非有意である（不適合ではない）こと
　　　　　　　　例数にもよるが，$P > 0.05$ よりも $P > 0.2$ あたりで判断する。

適合度の指標（ロジスティック回帰）
　　　　　Hosmer-Lemeshow test（$n > 400$ で推奨）
　　　　　McFadden の Psuedo R^2
　　　　　Deviance（Likelihood ratio test）

Box 193　モデルの適合度（Fitness of the model）

数とも言う）や LOF（Lack of fit）検定が使われます（Box 193）。LOF
検定で有意であれば，そのモデルはデータに当てはまっていないことで
す。有意水準は5% ではなく 20% あたりで判断するのがよいと言われ
ています。ロジスティック回帰の場合は，Hosmer-Lemeshow カイ二
乗検定や尤度比検定が使われます。

多重共線性 　中級

　共線性とは，2つの変数が強く相関していることを意味します（Box
194）。多変量解析においては，強相関の変数が含まれていると，その
解析結果は不安定になることがあります。逆の結果になることもありま
す。要注意です。体重と BMI など，中身から強相関が疑われる場合も
ありますが，そうでないこともあります。そこで，念のため2変数間の
散布図を描いておくとよいでしょう。
　文字変数でも強相関はあります。喫煙の有無と飲酒の有無が全く一致
すると，モデルは推定不能になります。なぜなら，デザイン行列が特異

Box 194　多重共線性

行列になり，逆行列は存在しないからです。完全に特異行列でなくても，推定が不安定になることがあります。注意しましょう。防ぐにはどちらか一方に絞ったり，平均などの合成変数にしたりするなどが考えられます。

ポコックの簡便法　中級

　二値データの群間比較を考えます。発現の比率（割合）として解析するのと，発現までの時間データとして解析する場合があります。

　比率として解析するときは，ピアソンのカイ二乗検定を使うでしょう。時間データとして解析するときは，ログランク検定やハザード比に関する検定を使うでしょう。発現に有意差があるかどうかを見るための簡便法があります。ポコック（Stuart Pocock）の簡便法と呼びます（*Pocock SJ. BMJ 2006; 332: 1256-8.*）。

　クロス表に示したように，この手法では分子の発現数（*a, b*）しか用

	イベント発現	非発現	合計人数（総人年）
A群（治療群）	a	?	?
B群（対照群）	b	?	?

ポコック簡便法

エンドポイントがイベントの場合，群間比較のP値を簡便に出す手法
各群の合計人数（総人年*）は同一と仮定する。
　　　[* 総人年とは，全被験者の追跡年数の和]
計算に必要なのは，各群のイベント発現数（a, b）のみ

具体的手法

イベント発現数（a, b）がポアソン分布に従うと仮定すると，その分散も（a, b）なので，

$$Z = \frac{a - b}{\sqrt{a + b}} \sim N(0, 1)$$

が得られ，Z値からP値を求める。Z値の計算が簡単なので，簡便法と命名した。

Box 195　ポコックの簡便法

いません（Box 195）。そして，

$$Z = \frac{a - b}{\sqrt{a + b}}$$

を計算します。ここで，aはA群のイベント数，bはB群のイベント数です。相関する二値データのマクネマー検定に似ています。まれに起きるイベントでは，期間内のイベント発現数（a, b）はポアソン分布に従います。イベント発現数を追跡期間（総人年）で割ると，それは発現率と呼ばれ，% per year（%/ 年）などの単位で表されます。両群の追跡総人年が等しければ，両群の差の本質は（a − b）で表せます。ポアソン確率変数（a, b）の分散は（a, b）なので，確率変数（a − b）の分散は（a + b）です。イベント発現数が十分あれば，上に示した統計量Zは標準正規分布に近似されます。

	イベント発現	非発現	合計人数
A群	10（10%）	90	100
B群	20（20%）	80	100

人数　少（200）　　群間差（RD）　大（0.1）

RD = 0.1, RR = 10/20 = 0.5 （P = 0.0477）

	イベント発現	非発現	合計人数
A群	10（1%）	990	1,000
B群	20（2%）	980	1,000

人数　中（2,000）　　群間差（RD）　中（0.01）

RD = 0.01, RR = 1/2 = 0.5 （P = 0.0658）

	イベント発現	非発現	合計人数
A群	10（0.1%）	9,990	10,000
B群	20（0.2%）	9,980	10,000

人数　多（20,000）　　群間差（RD）　小（0.001）

RD = 0.001, RR = 0.1/0.2 = 0.5 （P = 0.0677）

RD = Risk Difference（リスク差），RR = Risk Ratio（リスク）比，P値はピアソンのカイ二乗検定による。

イベント発現数（10, 20）が同じであれば，合計人数によらず，P値は0.05前後とほぼ変わらない。
したがって，イベント発現数のみを用いるポコックの簡便法は理にかなっている。

Box 196　イベント発現数が同じならP値はほぼ同じ

　　イベント発現数だけで本当によいのか疑問に思うでしょう。合計人数を変えても，イベント発現数が同じであれば，ピアソンカイ二乗のP値はほぼ同じです（Box 196）。この情報だけで十分なのです。ただ，適用に際しては確認事項があります。

　　第一に，分母の人数，そして追跡総人年はほぼ同じことです。

　　第二に，ポアソン分布はまれなイベントを仮定するので，イベント発現率が総じて低いことです。イベント発現率20％以下が目安です。それよりも高いと，簡便法は非有意の方向へ向かうようです。

　　第三に，イベント数が少なすぎると，簡便法の正規近似がよくありま

$$Z = \frac{a - b}{\sqrt{a + b}} \sim N(0, 1)$$

A群のイベント発現数＝a
B群のイベント発現数＝b

Z値	$\rightarrow$	P値（両側）
1.28		0.2
1.64		0.1
1.96		0.05
2.05		0.04
2.17		0.03
2.32		0.02
2.58		0.01
3.29		0.001
3.89		0.0001

Pfizer 社のコロナワクチン
　Placebo 162 人発症
　Active 8 人発症
　　$\rightarrow a = 162, b = 8$

$$Z = \frac{162 - 8}{\sqrt{162 + 8}} = \frac{154}{\sqrt{170}} = 11.8 \ (P < 0.0001)$$

$$有効率 = \frac{162 - 8}{162} = \frac{154}{162} = 0.95 \ (95\%)$$

Placebo だと 162 人発症するところを，
154 人は Active で予防できるので 95%有効
相対リスク＝8/162 ＝ 0.05　→95%抑制（予防）

Box 197　ポコックの簡便法を使ってみる

せん。たとえばとして，イベント総数が 20 例以上，$(a + b) \geqq 20$ が目安です。相対的なリスクの指標も簡単に求められます。

$$\frac{a}{b}, \ or \ \frac{b}{a}$$

で相対リスク（リスク比，オッズ比，レート比，ハザード比）が得られます。これもまた，相関する二値データでのオッズ比（conditional odds ratio, matched odds ratio と呼ぶ）と同じです。

　新聞メディアなどでは人数だけ示されることがあります。新型コロナワクチンの例を挙げると，Placebo 群で 162 人が感染し，Active 群では 8 例が感染と報告がありました。そして，有効率 95% と発表されていました。Placebo 群で 162 人感染するところを，Active 群だと 154 人（＝ 162 − 8）感染を予防したので，有効率は 154/162 ＝ 0.95（95%）です。A の P に対する相対リスクは 8/162 ＝ 0.05 なので，新型コロナワクチンは感染を 95%抑えるとわかります。群間差については，$Z = 11.8$（$P < 0.0001$）で高度有意が一瞬でわかります（Box 197）。

　統計学で使われる検定手法の多くは，データは独立と仮定しています。互いに影響しあわないデータのことです。

　たとえば，異なる人のデータは独立だと考えられます。しかし，反復測定データのように，同じ人のデータは独立ではありません。反復測定データ（Repeated measures data），あるいは経時データ（Longitudinal data）と呼びます。反復測定を伴う臨床試験でDBP（拡張期血圧）の群間比較をするには，反復測定分散分析（Repeated measures ANOVA）という手法がよく使われます（Box 198）。対応のある t 検定の拡張と考えられます。群を1つの要因，時間も1つの要因と考え，二元配置分散分析をするのは誤った解析手法です。時間要因の水準は独立ではないからです。

　反復測定する理由として，いつから差が出るかを見たいことがあるでしょう。ただ複数の時点で群間比較すると，多重性という問題が生じます。プライマリーな時点を1つに絞り込むのが第一です（Box 199）。

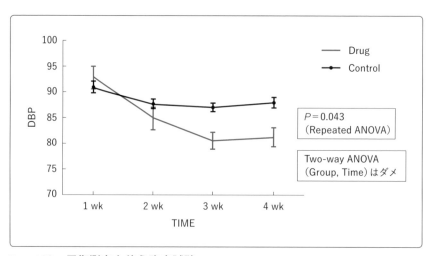

Box 198　反復測定を伴う臨床試験

```
なぜ反復測定をするか
    いつから差が出るかを見たい。
    どの時点も整合した結果が得られるかを見たい。

問題はないか
    多重性（多重検定）
    →どの時点かで偶然にして有意になりがち（偽陽性）

防御策
    ①  主要評価項目として，最終値など1つに絞る。
    ②  多変量解析を用いて分析する。
            反復測定分散分析（時点間相関を一定と仮定［Compound symmetry］）
            変量効果モデル（個人間と個人内に分けてモデル化）
            GEE推定（集団平均に対してモデル化）
    ③  多重性の補正を行う（ボンフェローニ補正など）。
    ④  探索的目的の検定であることを強調する。
```

Box 199　反復測定

多重性を補正するのが第二です。第三は多変量解析を利用することです。反復測定分散分析は基本的手法ですが，変量効果モデル（Random-effect model）もよく使われます。個人を変量効果ととらえ，個人間と個人内の変動を分離します。反復測定分散分析は，個人内分散と個人間分散だけを仮定した変量効果モデルの一つと言えます。そして，どの時点間の相関も同一（Compound symmetry）と仮定します。性別などの固定効果を入れると，混合効果モデル（Mixed-effect model）と呼びます。さらに，Liang と Zeger は一般化推定方程式（GEE）を考え出しました。数値データではないときは，変量効果モデルよりも GEE のほうがよいでしょう。

欠測値 　上級

英語では Missing data と呼びます。計画をきちんとやっても，欠測値が出ることはあります。

たとえば，喫煙の有無を調査したとしましょう。喫煙・禁煙に二分されるはずですが，空白で回答されることがあります。本人とコンタクトできれば，もちろん問い直せばよいでしょう。しかし，コンタクトできなければどうしましょう。不明なのだから，それは除外すればよいではないかと考える人もいるでしょう。不明が少なければ，それも一つの案でしょう。でも半分が不明ならどうでしょうか。空白にするには，それなりの理由があったのかもしれません。そういう人たちをごそっと除外すると，いびつな集団になっている可能性があります。

また，ある項目だけ欠測値が数例出たとします。患者背景の表を示すとき，欠測値を除外すると総数が合いません。平均値ならわかりませんが，区分頻度なら一目瞭然です。総数を合わすにはどうしているか。それは単純です。「Missing」という区分を作っておくだけです。通常，一番下にそれを表します（Box 200）。

統計学では欠測値を 3 種類に分けます（Box 201）。

第一は MCAR，完全ランダム欠測です。欠測になったのはまったくの偶然という場合です。あまり多くあると問題ですが，そうでなければ除外してもバイアスは生みません。10％以内が目安ではないでしょうか。

第二は MAR，ランダム欠測です。欠測には原因があります。それを確認できるデータ（交絡変数あるいは前値）があるので，それで補完で

	Low relative amplitude (n=3,477) 夜型	High relative amplitude (n=87,628) 朝型
Smoking		
Never	1,726（49.6%）	50,260（57.4%）
Previous	1,289（37.1%）	31,371（35.8%）
Current	456（13.1%）	5,890（ 6.6%）
Missing	6（ 0.2%）	188（ 0.2%）

Never は「禁煙」，Previous は Ex-smoker とも言い「元喫煙」，Current は「喫煙」である。「欠測」は Missing として最下部に示す。

Box 200　欠測データの記載（喫煙状況の例）

Box 201　欠測の状況調査

きます。単純補完，多重補完，多変量解析が使えます。単純補完（Simple
imputation）とは，一つの値を使って補完します。多重補完（Multiple
imputation）とは，条件を変えて補完を繰り返し，そのたびに解析を反
復し，最後に統合します。多変量解析では，観測された変数をモデルに
含めて調整解析します。

　第三は NMAR，非ランダム欠測です。何か意味が合って欠損となっ
た場合です。情報を伴う欠測（Informative missing）です。病気が治っ
たので当日病院へは行かず，QOL データが欠測となったような場合で
す。そのデータを除くと，QOL は悪い方向へ偏ってしまいます。QOL
のよくなった人が除外されるからです。ただ，今日の調子がわからない
ので補正もできません。欠測した人たちに聞き取り調査などするほかな

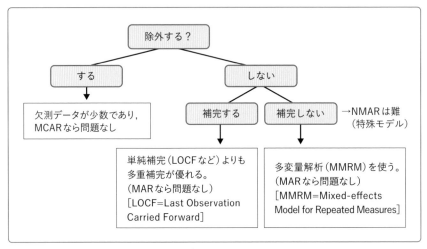

Box 202　欠測値が出ないようなデザインを心がけ，それでも出てしまったら

いでしょう（Box 202）。

　臨床試験では，アウトカムを定期的に取ります。たとえば，血圧値を4週，8週，12週と測定します。8週までしか来院しなかった人の12週のデータは欠測です。こうしたときによく用いるのがLOCF（Last observation carried forward）です。これは，この人にとっての8週の最終データを12週データとするものです。ただ，あまりに早期で脱落したときは問題です。ずっと同じ値を取るとは思えないからです。どんどん悪化する病気，あるいはどんどんよくなっていく病気でも問題があります。バイアスを生むことがあります。

共変量調整の新しい手法 [上級]

　共変量とは結果変数に影響する要因のことです。これが比較群で均等なら比較は公平ですが，そうでないとバイアスを生みます。公平にするための方策は，計画時と解析時にあります。計画時には無作為化を施すことです。あるいは限定です。性別が共変量なら，たとえば男性に限定

することです。マッチングもあります。年齢が共変量なら，A群に60歳の人がいるとB群も60歳の人をあてます。こうすれば，年齢は両群ともに同じになります（Box 203）。

　解析時にも対処法がいろいろあります。第一は層別解析をすることです。性別が共変量なら，男女別に層別解析します。そして結果を併合します。

　第二は多変量解析することです。モデルの説明変数に性別を含めます。例数やイベント数が少ないと，あまり多くの共変量をモデルに含めるこ

計画（Design）
無作為化（Randomization）
　　　　　RCTをすれば（例数が多いと），交絡（既知・未知とも）は自動的に解消される。
限定（Restriction）
　　　　　交絡因子で層別化し，比較する。RCTでは層別化割付することもある。
　　　　　喫煙が交絡なら，禁煙者に限定して交絡の影響を取り除く。
マッチング（Matching）
　　　　　交絡因子でマッチングして，背景を揃える。
　　　　　喫煙が交絡なら，「喫煙・曝露群」と「喫煙・非曝露群」など対にする。

解析（Analysis）
層別解析（Stratified analysis）
　　　　　交絡因子が多くなると層の数が増え，現実的ではなくなる。
多変量解析（Multivariate analysis）
　　　　　イベント数や例数が少ないときは，調整する交絡因子の数を増やせない。
　　　　　ブラックボックス的手法であり，モデル適合度の確認も難しい。
　　　　　手法　　連続変数　→分散分析，共分散分析，重回帰分析
　　　　　　　　　二値変数　→多重ロジスティック回帰分析
　　　　　　　　　頻度変数　→多重ポアソン回帰分析
　　　　　　　　　時間変数　→Cox比例ハザード分析
傾向スコア解析（Propensity score analysis）
　　　　　イベント数や例数が少なくても，多くの交絡因子を調整できる。
　　　　　未知の交絡因子までは調整できない。
操作変数解析（Instrumental variable analysis）
　　　　　適切な操作変数が探せれば，あたかもRCTのように未知の交絡因子まで調整できる。

Box 203　共変量への対策

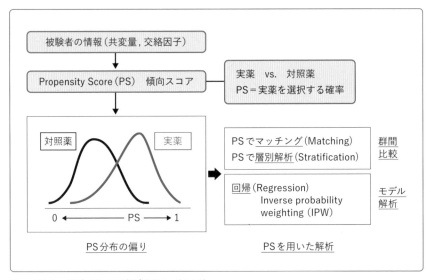

Box 204　傾向スコア解析のいろいろ

とができません。このとき助かるのが傾向スコア解析（Propensity score analysis）です。ただし，これらの解析はすべて，共変量が既知でなければなりません。未知の共変量があると，最後の操作変数解析（Instrumental variable analysis）を用いるべきでしょう（Box 203）。

　傾向スコア解析では，被験者の情報から傾向スコアを求めます。傾向スコアとは，たとえば実薬を選択する確率のことです。傾向スコアの分布を実薬と対照薬で対比しましたが，実薬の人たちは実薬を選択する確率は高いほうに分布します（Box 204）。

　観察研究では自由に選択できるため，比較する群の被験者の背景は異なるのです。これでは公平に比較できないので，傾向スコアの値が同じ人同士をマッチングします。傾向スコアが同じなら背景も同じはずです。傾向スコアの値で層別解析することもあります。傾向スコアを回帰モデルへ含めて調整する手法もあります。

　層別解析も傾向スコア解析も操作変数解析も，その本質は同じです

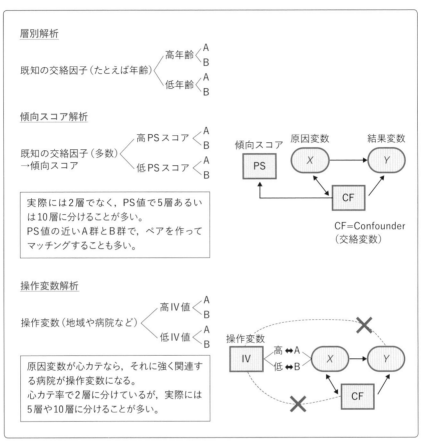

層別解析

既知の交絡因子（たとえば年齢）〈 高年齢〈A B 低年齢〈A B

傾向スコア解析

既知の交絡因子（多数）→傾向スコア〈 高PSスコア〈A B 低PSスコア〈A B

傾向スコア　原因変数　結果変数

PS　X → Y　CF

CF＝Confounder（交絡変数）

実際には2層でなく，PS値で5層あるいは10層に分けることが多い。
PS値の近いA群とB群で，ペアを作ってマッチングすることも多い。

操作変数解析

操作変数（地域や病院など）〈 高IV値〈A B 低IV値〈A B

操作変数

IV　高↔A 低↔B　X → Y　CF

原因変数が心カテなら，それに強く関連する病院が操作変数になる。
心カテ率で2層に分けているが，実際には5層や10層に分けることが多い。

Box 205　交絡因子を調整するための解析手法の比較

（Box 205）。それぞれの指標で層別し，その中で比較するのです。既知の交絡因子については層別解析あるいは傾向スコア解析で対応できますが，未知の因子があるときは操作変数解析を考えるべきでしょう。これはRCTを模倣したものです。原因Xと相関する操作変数を考えます。心カテと死亡率の関係なら，心カテと相関する操作変数として病院を考えます。心カテをよく行う病院とそうでない病院のあることに目を付けます。Box 206の中間例に示した例では病院を5つに分けていますが，

地域

抗生物質使用の有無で，アウトカム（感冒後の治癒までの日数）を比較したい。
抗生物質の使用率（原因変数）と強く関連する操作変数，「地域」が見つかった。
抗生物質使用率の高い地域と低い地域に分け，地域ごとに抗生物質の有無でアウ
トカムを比較する。

病院

心カテによる死亡率低減の効果を見たい。
心カテ（原因変数）と強く関連する操作変数，「病院」が見つかった。
心カテ率によって病院を5層に分け，層ごとに心カテの有無で死亡率を比較する。

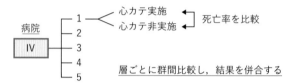

［心カテ率の高い順に5層に分ける］

確認事項　①操作変数（病院）と原因変数（心カテ）は強く関連すること
　　　　　②操作変数（病院）と結果変数（死亡率）は関係がないこと
　　　　　③操作変数（病院）ごとに交絡変数（背景因子）は均一であること（関
　　　　　　連しないこと）

医師

高血圧に対して，ACE/ARBとCCBの間で脳卒中罹患率を比較したい。
降圧治療の第一選択薬（ACE/ARBかCCB）と強く関連する操作変数，「医師」が見
つかった。
ACE/ARBから開始することが多い医師群とCCBから開始することが多い医師群
に分け，それぞれの中でACE/ARBとCCBで脳卒中罹患率を比較する。

Box 206　操作変数（instrumental variable: IV）の例

　心カテ率の高い順に病院を5分類しています。5層の病院ごとに，心カ
テ有無の間で群間比較をします。これらの手法を適用するときの確認事
項を書きました（Box 207）。

層別解析
① あらゆる既知の共変量を取り上げ，それらを調整したか？
② 共変量は正確に観察測定されたか？

多変量解析
① あらゆる既知の共変量を取り上げ，それらを調整したか？
② 共変量は正確に観察測定されたか？
③ モデルの適合度を確かめたか？

傾向スコア解析
① 介入／曝露（治療選択など）に関係する，あらゆる既知の共変量を用いたか？
② 共変量は正確に観察測定されたか？
③ 傾向スコアで層別／マッチング後に，比較群間で共変量の均一性を確かめたか？

操作変数解析
① 操作変数は介入／曝露などの原因変数と関連していたか？
② 操作変数は結果変数には影響しないと思われるか？
③ 操作変数の層ごとに，比較群間で共変量の均一性を確かめたか？

Box 207　共変量調整解析で確認するポイント

ITT 解析　中級

　ITT とは，Intention-to-treat または Intent-to-treat の略です（Box 208）。「治療しようと試みた」ことに基づく解析方針のことであり，治療しようとした全症例を解析対象とします。

　すなわち，一例も除外しない解析対象集団のことです。そして，割付時に治療しようとした群（つまり割付群）として解析する方針のことです。したがって，ITT 解析は RCT に適用する解析方針のことです。単群試験などで全例解析しても，それは ITT 解析とは言いません。

　この用語が初めて見られたのは，1980 年の *Circulation* です（Box 209）。

　Anturane という抗血小板薬とプラセボの RCT で，Anturane 群は 38 人，プラセボ群は 33 例が解析除外されました。その理由は適格違反が

ITT（Intention-to-treat）
　　全例を解析対象にして，割付群のままで解析する。
　　　　　適格違反や中途脱落なども含む全例が解析対象
　　RCTに適用される基本（Default）
　　治療の有用性を見るため（Pragmatic）
　　無作為割付を保持するため

Modified ITT ～ FAS（Full analysis set）
　　重大な違反例を除く，最大の解析対象集団
　　1回も服用しない，などは除く。

> 解析対象集団の例数
> ITT ＞ FAS ＞ PPS

PPS（Per protocol set）
　　プロトコル遵守例に限定した解析対象集団
　　治療の有効性（効果）を見る（Explanatory）。

その他の関連用語
　　As treated analysis
　　割付群ではなく，実際に治療された群として解析すること

　　On-treatment analysis
　　治療中（On-treatment）のイベントのみ考慮する解析のこと
　　有害事象がイベントの場合，TEAE（Treatment emergent adverse experiences）解析と呼ぶ。

Box 208　解析対象集団

The Anturane Reinfarction Trial

Sol Sherry, M.D.

Circulation. 1980;62:V73-78.

The Anturane Reinfarction Trial was designed to test the efficacy of sulfinpyrazone under specific selected conditions that would allow a clear and quantitative interpretation of its true treatment effect. The commonly used "intent-to-treat" trials, although presumably eliminating bias, do not allow accurate quantitative assessment of the treatment effect of a drug because many dilution factors are allowed to enter into both the numerator and denominator. Thus,

> 実薬群の解析除外者に死亡例が多かった。

Box 209　はじめてITT用語が現れた論文

事後に判明したからのようです。両群ともほぼ同数なので問題視する人はいませんでした。しかし，とんでもないことが起こっていたのです。Anturane 群では，除外された 38 人中 10 人が死亡していたのです。

　一方，プラセボ群では 33 人中死亡は 4 人だけでした。異例にも，米国 FDA の Bob Temple 博士はニューイングランド医学誌を通して，スポンサー企業を痛烈に批判しました。こうした教訓から，無作為割付された症例は除外しない方針，ITT が生まれたのです。用語として ITT が登場したのは 1980 年ですが，じつはそれより以前の 1976 年に有名な Richard Peto 博士は同じようなことを書いています（Box 210）。

　ITT に対して FAS というのも聞きますが，これは Full analysis set の略です。ITT は全例ですが，FAS では重大違反例を除外します。割付群が決まった後，すぐ脱落したような症例は除くのです。患者背景データ

Br. J. Cancer (1976) **34**, 585.

DESIGN AND ANALYSIS OF RANDOMIZED CLINICAL TRIALS REQUIRING PROLONGED OBSERVATION OF EACH PATIENT
I. INTRODUCTION AND DESIGN

R. PETO,[1] M. C. PIKE,[2] P. ARMITAGE,[1] N. E. BRESLOW,[3] D. R. COX,[4] S. V. HOWARD,[5]
N. MANTEL,[6] K. McPHERSON,[1] J. PETO[1] AND P. G. SMITH[1]

*From [1]Oxford University, [2]University of Southern California, [3]University of Seattle,
[4]Imperial College, London, [5]U.C.H. Medical School and [6]George Washington University*

*Report to the Medical Research Council's Leukaemia Steering Committee;
Chairman, Professor Sir Richard Doll*

13.—*Exclusions, withdrawals, losses, and deviations from treatment*

Rigorous entry criteria are not necessary for a randomized trial, but rigorous follow-up is. Even patients who do not get the proper treatment must not be withdrawn from the analysis.

p.604
1 例たりとも
解析除外しない。

Box 210　ITT のオリジナルと見られる論文

すら得られないこともあります。割付後一度も薬剤を服用しないことも あります。こうしたのが重大違反例に該当します。

　FASというのは業界用語であり，ICHという場で生まれた用語です。 臨床論文では別の用語，「Modified ITT」を目にすることも多いです。 ITTを少し和らげた，改変したという意味合いです。そして，PPS（Per protocol set）はプロトコル遵守例に限った解析対象集団のことです。 説明的解析や第2相試験などでよく用いられます。

　「As treated analysis」という用語も聞きます。定義にばらつきはあ りますが，割り付け通りではなく，実際に施された治療として解析する 方針のことです。「On treatment analysis」も聞くことがあります。こ れは，治療中に出現したイベントだけを採用する方針のことです。どち らもPPSに近い考え方と思われます。有害事象がイベントの場合， TEAE（Treatment emergent adverse event）という方針がよく取られ ます。これも同様であり，治療中に起きた有害事象だけ取り上げます。 治療を中断して起きた有害事象は，副作用とは思えないからです。実際 には，治療中断後1週間以内を採用するなどの幅を設けます。

中間解析と中断 [上級]

　I章でアダプティブデザインについて記しましたが（Box 28, p.27）， その古典的なものが中間解析です。ふつうは最終解析だけですが，これ は途中で群間比較の解析を許すものです。結果がよければ優越中止でき るし，結果が悪ければ無益中止できます。中間解析したほうがよいと安 直に考えてはいけません。特に優越中止に関しては，何度も解析すれば 偽陽性の有意差がつきかねません。これは多重性の問題であり，第1種 の過誤について調整が必要です。

　中間解析では有意水準を5％よりも小さくします。全体で5％を保持 するような方式が取られます。Box 211に示しましたように，傾斜型の O'Brien-Fleming調整がもっともよく用いられます。また，全体で5％

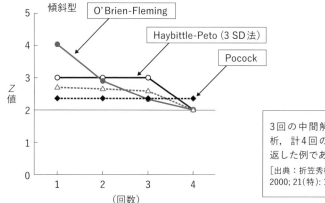

最終解析（Final analysis）の前に，開鍵し，群間比較の解析をすること。
途中で，同じ比較検定を繰り返すと，偶然にして有意となる可能性が高まる。
中間解析の時の有意水準を厳しく（P値を小さく）する手法を3つ示す。最終解析ではほぼ未調整の水準を保つことができる（Pocockを除く）。

傾斜型　O'Brien-Fleming

Haybittle-Peto（3 SD法）

Pocock

Z 値

（回数）

3回の中間解析と最終解析，計4回の解析を繰り返した例である。
［出典：折笠秀樹．計量生物学．2000; 21（特）: 1-25.］

上の図は計4回の解析を等間隔に実施する例だが，任意の時期については，Lan-DeMets α -spending function で補正する。
それは，有意水準（α値）をその期間の間で消費するというように考案された方法である。

Box 211　中間解析（Interim analysis）

を少し超えますが，中間解析時は 3SD（つまり$P < 0.0027$）で検定し，最終解析は $P < 0.05$ で検定する調整もよく使われます。これが Haybittle-Peto 法です。

　中間解析を実施するには慎重に行わないとバイアスを生みかねません。研究実施者が行うと，いまどの程度の差や，どういった層で差が大きいかなど知ることにより，その後の患者登録にバイアスを生みかねません。そこで，一般的にはデータモニタリング委員会（DSMB）を独立に設けます。そこで中間解析し，解析結果を審議し，試験の中止・継続・条件付き継続の判断をします。それは勧告というかたちで研究実施者へ伝えます。また，議事録などは封印して試験終了まで厳重に管理します。

検査精度 中級

　　診断検査あるいは検診の精度（性能）を見ることがあります。疾病を D，検査を T と書きます。検査の精度を示す指標は 2 つ，感度と特異度です（Box 212）。疾病があるとき，検査陽性の確率が感度です。1 から感度を引くと偽陰性率です。疾病がないとき，検査陰性の確率が特異度です。1 から特異度を引くと偽陽性率です。コロナ感染症の抗原検査の感度は 67％，特異度はほぼ 100％のようです。感度が低いということは，偽陰性を覚悟しておくべきです。唾液による抗原検査の感度は 91％，特異度は 97％と報告されます。唾液検査のほうが偽陰性は少ないとわかります。抗体検査のほうはどちらも高い値を示します（Box 212）。検診や人間ドックなどでは，偽陰性より偽陽性を重視します。なぜなら，偽陽性を出すと病院へ殺到するからです。

場面
　　診断検査（Diagnostic tests）
　　検診（Screening tests）

記号
　　疾病　D（D＋疾病有り，D－疾病無し）
　　検査　T（T＋検査陽性，T－検査陰性）

検査の精度
　　感度（Sensitivity）＝ SE ＝ Pr（T＋|D＋）　　　→ 偽陰性 ＝ 1 － SE
　　特異度（Specificity）＝ SP ＝ Pr（T－|D－）　　→ 偽陽性 ＝ 1 － SP
　　Pr ＝ Probability（確率）
　　感度は低いが，特異度の高い検査が多い（偽陽性は少なく偽陰性が多い）。

コロナ感染症の抗原検査（PCR結果が正しいとして）
　　エスプライン SARS-CoV-2：感度 ＝ 67％，特異度 ＝ 100％
　　ルミパルス SARS-CoV-2 Ag（唾液検査）：感度 ＝ 91％，特異度 ＝ 97％

コロナ感染症の抗体検査（PCR結果が正しいとして）
　　ロシュ（ECLIA法）：感度 ＝ 100％，特異度 ＝ 99.8％

Box 212　検査の性能

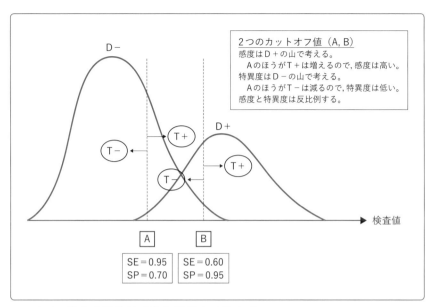

Box 213　検査の性能は感度と特異度で決まる

　検査結果は陽性か陰性かではなく，数値で表されることもあります。そのとき，陽性か陰性かを決めるカットオフ値を定めます（Box 213）。カットオフを小さい値にする（ハードルを下げる）と感度が上がり，大きい値にする（ハードルを上げる）と，特異度が上がります。両方とも同時に上げることはできません。

　糖尿病と正常の鑑別例を見ましょう（Box 214）。検査はヘモグロビンA1c値です。カットオフ値を下げる（C）と，感度は上がり，特異度は下がります。重篤な疾患では見落としが命取りです。その際は，偽陰性（見落とし）を最小にするカットオフ値がベストです。つまり，ハードルの低いCを選びます。検診のような偽陽性（早とちり）を最小にするには，Aのカットオフ値が良いでしょう。両者を総合的にみる手法としては，ROC（Receiver operating characteristics）曲線が知られます（Box 215）。その曲線下面積のことをAUROC値，あるいはc統計量と呼びます。これが大きいのが精度の高い検査と言えます。

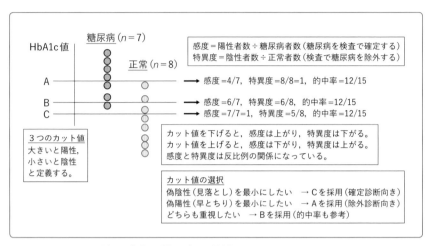

Box 214　カット値と感度・特異度の関係

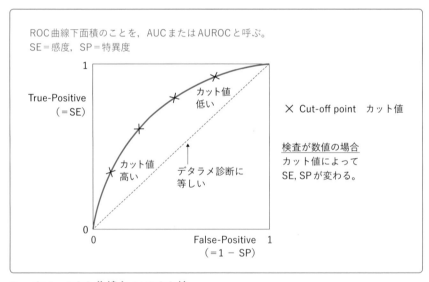

Box 215　ROC曲線とAUROC値

　感度と特異度はある程度高くても，必ずしも疾病を正しく言い当てるとは限りません。正しく言い当てる確率を的中率と言いますが，陽性のとき疾病ありと的中するのが陽性的中率（PPV, Positive predictive value），陰性のとき疾病なしと的中するのが陰性的中率（NPV,

Box 216　感度・特異度が高くても，的中するとは限らない

Negative predictive value）です。尿を用いて癌を検知する検査があり
ますが，感度・特異度ともに85％と報告されます。しかし，有病率が
1％と低い状況でこの検査を適用すると，陽性的中率はわずか5％にす
ぎません。陰性的中率は99.8％ときわめて高いです。検診など有病率
が低い状況では，たとえ陽性と出ても疾病でない可能性のほうが高いの
です（Box 216）。あまり好ましいことではないものの，検診で要精検
であっても，私はあまり心配していません。

　診断検査でベイズの定理を使うことがあります（Box 217）。まず，
尤度比を導入します。陽性尤度比（+LR）とは，検査陽性だったとき，
疾病の可能性と非疾病の可能性の比のことです。すなわち，検査陽性の
ときの疾病オッズです。この値が高いということは，検査が陽性になれ
ば疾病だとかなりの確率で予想できることを意味します。確定診断に有
用な検査というわけです。陰性尤度比（－LR）は検査陰性のときの疾
病オッズです。こちらは低いほどよく，除外診断に向いた検査かがわか
ります。ベイズの定理により，事前疾病オッズと尤度比から事後疾病オ

尤度比

陽性尤度比（＋LR）＝ $\dfrac{P(T+|D+)}{P(T+|D-)}$ ＝ $\dfrac{SE}{1-SP}$

陰性尤度比（－LR）＝ $\dfrac{P(T-|D+)}{P(T-|D-)}$ ＝ $\dfrac{1-SE}{SP}$

SE ＝感度，SP ＝特異度，$P(T-|D+)$ ＝条件付き確率（$D+$ 疾病ありという条件下で，$T+$ 検査陽性の確率）

ベイズの定理

$\underset{\text{事後確率分布}}{\underline{P(\theta|Data)}}$ ＝ $\dfrac{P(\theta)P(Data|\theta)}{P(Data)}$ ∝ $\underline{P(\theta)}$ $\underline{P(Data|\theta)}$

∝ 事前確率分布×尤度 ［∝：比例するという記号］

診断検査へ応用

ベイズの定理を変形させた下式により，確定・除外診断を行う。

$\dfrac{P(D+|Data)}{P(D-|Data)}$ ＝ $\dfrac{P(D+)}{P(D-)}$ × $\dfrac{P(Data|D+)}{P(Data|D-)}$

事後疾病オッズ ＝ 事前疾病オッズ × 尤度比 （$D+$ は疾病あり，$D-$ は疾病なし）

$Data$ ＝検査陽性（$T+$）→ 陽性尤度比 →確定診断
$Data$ ＝検査陰性（$T-$）→ 陰性尤度比 →除外診断

Box 217　診断への応用

ッズが求められます。これを用いて，確定診断や除外診断ができます。

　インフルエンザの迅速検査の例を示します（Box 218）。感度は 54％，特異度は 99％ と言われます（*Ann Intern Med 2021;156:500-11.*）。この数字から陽性尤度比（検査陽性のとき，疾病と非疾病の可能性の比）は 54，陰性尤度比（検査陰性のとき，疾病と非疾病の可能性の比）は 0.46 と算出できます。目の前の患者の症状から，インフルエンザと思われる可能性を 10％ と見積もります。そうすると，事前疾病オッズは 10:90=10/90=1/9 です。検査結果が陽性ならこれに 54 を掛けて，事後疾病オッズは 54：9 ですから，インフルエンザの可能性は 85％（=54/63）まで上がります。これが確定診断のほうです。検査結果が陰性ならこれ

確定診断

事後オッズ＝事前オッズ×陽性尤度比（＋LR）

$$陽性尤度比（＋LR）＝\frac{P(T+|D+)}{P(T-|D-)}＝\frac{SE}{1-SP}$$

除外診断

事後オッズ＝事前オッズ×陰性尤度比（－LR）

$$陰性尤度比（－LR）＝\frac{P(T+|D+)}{P(T-|D-)}＝\frac{1-SE}{SP}$$

迅速PCR検査の検査精度

SE＝54％，SP＝98％　　（*Ann Intern Med 2012; 156: 500-11.*）
→＋LR＝0.54/（1－0.99）＝54
－LR＝（1－0.54）/0.99＝0.46

適用の仕方

目の前の方の症状等から，IFZの可能性＝10％
→事前オッズ＝0.1：（1－0.1）＝1：9＝1/9

確定診断（検査結果＝陽性）
事後オッズ＝1/9×54＝54/9（54：9）
→IFZの可能性は54/63（86％）→大幅上昇
除外診断（検査結果＝陰性）
事後オッズ＝1/9×0.46～1/20（1：20）
→IFZの可能性は1/21（5％）→少し下降

目安

＋LR>10: 確定診断に極めて有用（5＜LR＋＜10：有用）
→本検査は確定診断には極めて有用
－LR<0.1: 除外診断に極めて有用（0.1＜LR－＜0.2：有用）
→除外診断にはあまり有用ではない

Box 218　インフルエンザ（IFZ）迅速検査への応用例

に0.46を掛けて，事後疾病オッズはおおよそ1：20ですから，インフルエンザの可能性は5％（＝1/21）まで下がります。これが除外診断のほうです。この検査の場合，確定診断には非常に効果的ですが，除外診断にはあまり向いていないとわかります。陽性ならインフルエンザとほぼ確定できますが，陰性であってもインフルエンザを否定しにくいのです。したがって，症状等からインフルエンザが疑わしければ，検査が陰

性でも経口薬を処方することがあるのです。

感度分析 　初級

　条件や仮定を変えてみて，結論が変わらないことを確かめるための分析を感度分析（Sensitivity analysis）と呼びます（Box 219）。

　たとえば，解析対象集団を ITT から PPS に変えてみたり，対応のない t 検定から Wilcoxon 検定に変えてみたりします。変量効果モデル解析をプライマリーにしていたが，GEE 解析を念のため行ったりします。これらを感度分析と呼びます。

　これで同様の結果が得られたなら，解析結果は頑健あるいは安定（Robust）であるとわかります。論文に載せるのはプライマリーな解析のみであり，感度分析の結果については補足資料（Supplementary file）に回すことが多いでしょう。

統計家の選び方 　初級

　臨床論文でも一流雑誌では，最後に統計査読が行われます。かなり専門的な質問の寄せられることがあります。そういったレベルの臨床研究をするなら，当初からそれなりの統計家をチームへ加えておくべきです。

条件や仮定を変えてみて，結論が変わらないことを確認するための分析
　　　解析対象集団を変えてみる。
　　　解析手法を変えてみる。
　　　モデルを変えてみる。

解析結果の頑健性/安定性（Robustness）を確認するための分析

補足資料（Supplementary files）に載せることが多い。

Box 219　感度分析（Sensitivity analysis）

① 臨床の知識をお持ちの人
　　会話するとおのずとわかる。臨床論文で多くの共著がある。

② 統計知識を十分お持ちの人
　　評判・学位・肩書で判断する。素人にもわかる説明ができる。

③ 人柄が信頼できそうな人
　　同じ目線で謙虚である。倫理観がありそうだ。

Box 220　統計家の選び方

　どういった方を選べばよいのでしょうか（Box 220）。臨床の知識を
お持ちの方がよいでしょう。会話するとおのずとわかることもあるでし
ょうし，これまで臨床論文の共著でも確認できます。第二に，統計専門
家として十分かどうかの確認です。評判や経歴をできる限り確認すると
ともに，話をして説明のわかりやすい方がよいでしょう。第三に，信頼
できそうな方を選びましょう。同じ目線で謙虚であること，そして倫理
観のある方を選びましょう。

統計ソフト　初級

　臨床医が自身で解析するなら，アマチュア用のメニュー式ソフトがよ
いでしょう。評判がよいのは JMP, SPSS, Stata です。無料のものでは，
EZR（Easy R）と Epi Info が挙げられます（Box 221）。あまり聞いた
ことのないソフトは避けましょう。用いた統計ソフト名は論文中にも記
載します。その雑誌にもよく載っているような統計ソフトを選ぶと安心
できます。

　統計専門家が入っているなら，そういった人たちはプロ用のプログラ
ミングを伴う統計ソフトを使うかもしれません。ほとんどの方が SAS
か R を使うことでしょう。AI や機械学習なら，Python を使うこともあ
るでしょう。

```
メニュー式ソフト                     プロ用ソフト（プログラミング要）
    JMP                              SAS
    SPSS                             R    →無料
    Stata
    EZR（easy R）    →無料
    Epi Info（by CDC）→無料
```

Box 221　統計ソフト

論文執筆 初級

　論文執筆は大変な作業です。論文作成の際には，まず雑誌の投稿規定
をよく読みましょう。それに従っていないと，即却下になることがあり
ます。英語はスペルや文法などに誤りのないことも確認しましょう。拙
い英語ということで却下になることもあります。

　投稿を済ませたら終わりではありません。一流誌では３名の臨床査読
があります。多くのコメントが来ることがあります。それに対して短期
間で回答を作る必要があります。臨床査読がクリアしても，そのあと統
計査読のある雑誌もあります。コメントの個数を減らすには，平時から
書き方のコツを勉強しておくことです。そのときチェックリストが役立


```
EQUATORホームページ
    さまざまなデザインに合わせたチェックリストが挙がっている。

統計報告のガイドライン（SAMPL）
    EQUATORウェブ上にも挙がっている。
    ［出典：折笠秀樹. 薬理と治療 2020; 48(5): 881-93.］

雑誌の投稿規定
    最終的には，投稿する雑誌の規定に従うことが原則である。
```

Box 222　論文執筆ガイド

ちます。EQUATOR ホームページでは，研究デザイン別のチェックリストが見られます（Box 222）。

　RCT 論文を投稿すると，CONSORT 声明に合わせて書いてくださいというコメントをよく見かけます。コホート研究では別の STROBE 声明があります。自分がよく実施する研究タイプについては，そのための声明を読んでおくべきでしょう。

索 引

著者略歴

折笠 秀樹（おりがさ ひでき）

1978年	東京理科大学理学部応用数学科卒業
	米国 North Carolina 大学・公衆衛生学大学院修了
1985年	MS in Biostatistics 取得
1988年	PhD in Biostatistics 取得
1992年	自治医科大学付属大宮医療センター助手
1994年	富山医科薬科大学医学部教授
2005年	富山大学（統合のため名称変更）医学部教授
2006年	富山大学大学院医学薬学研究部教授
2021年	富山大学名誉教授，統計数理研究所特任教授
2022年	滋賀大学特任教授

押さえておきたい臨床統計の勘所
入門から実践的アプローチまで

2022年7月22日発行

著 者	**折笠 秀樹**
発行者	**須永 光美**
発行所	**ライフサイエンス出版株式会社**
	〒105-0014　東京都港区芝3-5-2
	TEL. 03-6275-1522　FAX. 03-6275-1527
	https://www.lifescience.co.jp/
印刷所	三報社印刷株式会社

Printed in Japan
ISBN 978-4-89775-452-9 C3047
© Hideki Origasa 2022